Durch Musik zur Bewegung

Bettina John

Durch Musik zur Bewegung

Anregungen für die Arbeit mit dementiell erkrankten Menschen

Bibliografische Information der Deutschen Nationalbibliothek:
Die Deutsche Nationalbibliothek verzeichnet diese Publikation in der Deutschen Nationalbibliografie;
detaillierte bibliografische Daten sind im Internet über
http://dnb.d-nb.de abrufbar.

© 2009 Bettina John
Satz, Umschlaggestaltung, Herstellung und Verlag: Books on Demand GmbH, Norderstedt
ISBN: 978-3-8370-2271-1

Für eventuelle Verletzungen oder Schäden, die bei der Herstellung der Handgeräte/Begleitinstrumente
sowie bei deren Benutzung auftreten können, übernimmt die Autorin keine Haftung.

Lob des Tanzes

Ich lobe den Tanz.
Denn er befreit den Menschen
von der Schwere der Dinge,
bindet den Einzelnen
zur Gemeinschaft.

Ich lobe den Tanz.
O Mensch, lerne tanzen,
sonst wissen die Engel
im Himmel mit dir
nichts anzufangen.

(Augustinus)

Inhalt

Vorwort

Mit diesem Buch möchte ich meine Ideen und die Erfahrungen, die ich in der musikalischen Arbeit mit dementiell erkrankten Menschen gesammelt habe, weitergeben. Es wendet sich an

– Mitarbeiter in stationären und Tagespflegeeinrichtungen,
– ehrenamtliche Mitarbeiter in diesen Einrichtungen,
– Angehörige von dementiell Erkrankten, die Bewegungsangebote mit Musik im häuslichen Bereich anbieten möchten.

Im Rahmen meines Angebots *Bewegung mit Musik* stelle ich 40 praxiserprobte Bewegungseinheiten vor, die Bewegungsmöglichkeiten zu 293 Musiktiteln vorschlagen.

Kenntnisse von Noten oder Tanzschritten sind nicht erforderlich!

Die Sortierung der Einheiten nach unterschiedlichen Musikrichtungen wie z. B. Schlager, Operette oder Klassik, aber auch nach thematischen Aspekten wie z. B. Frühling, Weihnachtszeit oder Jahresausklang ermöglicht es, individuelle Biografien zu berücksichtigen, und erleichtert die Auswahl.

Die vorgeschlagenen Bewegungseinheiten können nach persönlichen Vorlieben und Fähigkeiten abgewandelt, Musikstücke können weggelassen, hinzugefügt oder ausgetauscht werden. Am Ende des Buches werden alle 293 Musikstücke noch einmal sortiert nach Bewegungsvorschlägen aufgelistet. So können schnell und nach Belieben ganz neue Bewegungseinheiten zusammengestellt werden.

Da die Musikauswahl bewusst die ältere Generation anspricht, eignen sich die Bewegungseinheiten auch als *integrative* Angebote für dementiell erkrankte und andere ältere Bewohner in den betreffenden Einrichtungen.

Es werden zahlreiche Beispiele für kurze Einzelbegegnungen (*one-to-one-setting*)

zwischen Anleiter und Teilnehmer während dieser Bewegungseinheiten beschrieben. Diese Vorschläge lassen sich auch auf die Einzelarbeit mit dementiell erkrankten Menschen in Pflegeeinrichtungen oder im häuslichen Bereich übertragen.

Ähnliches gilt für die Einzelarbeit mit bettlägerigen Menschen: So können bei vorhandener Beweglichkeit der Arme und Hände z. B. Chiffontücher zart geschwungen oder mit Klanghölzern Musikstücke begleitet werden. Bei stark eingeschränkter Beweglichkeit kann das gemeinsame Hören der bekannten und beliebten Melodien Anregung und Abwechslung bieten.

Die musikalischen Einheiten sind so zusammengestellt, dass sie sich auch als Hintergrundmusik bei kleinen Festen und Feiern eignen. Mit Gedichten und kleinen Vorträgen kombiniert, können sie bei einem »bunten Nachmittag«, z. B. in der Adventszeit oder zu Silvester, einen musikalischen Rahmen bieten.

Dieses Buch enthält Anregungen, Tipps und Hinweise für die praktische Arbeit. Das theoretische Wissen über Demenz, deren Erscheinungsformen und Auswirkungen auf das Leben der Betroffenen sollte sich jeder Interessierte anhand von Literatur und Weiterbildungsveranstaltungen selbst aneignen; die Ausführungen in Teil 1 können hierzu nur einen kurzen Überblick verschaffen.

Für den Umgang mit dementiell erkrankten Menschen ist eine wertschätzende, einfühlsame und echte Haltung die Grundvoraussetzung. Musik ist dafür ein Werkzeug, das die Begegnung erleichtern kann.

Musik ist die schönste
und zugleich
die einzige Sprache,
die überall auf dieser Welt
verstanden wird.
(Johann Wolfgang Goethe)

An dieser Stelle möchte ich mich herzlich bedanken:
- bei den Teilnehmerinnen und Teilnehmern meines Angebots *Bewegung mit Musik* für ihre Begeisterungsfähigkeit und ihr ehrliches Feedback;
- bei den Bewohnerinnen, die sich, ohne der Zielgruppe anzugehören, spontan als Statistinnen für die Bewegungen mit den Handgeräten fotografieren ließen;
- bei allen, die ihre Einwilligung zur Veröffentlichung der Fotos gegeben haben;
- bei meinen Kolleginnen Brigitte Jordan und Brigitte Kuchenmeister für das Korrekturlesen!

Obwohl mir bisher nur weibliche Gymnastikanleiterinnen in Altenpflegeeinrichtungen bekannt sind und die Mehrheit der Teilnehmer weiblich ist, verwende ich in üblicher Schreibweise die männlichen Formen, nämlich »Anleiter« und »Teilnehmer«. Anleiterinnen und Teilnehmerinnen sind selbstverständlich genauso angesprochen.

März 2009   Bettina John

Einleitung

Musik ruft bei fast allen Menschen spontane Bewegungsimpulse hervor. Das Umsetzen dieser Impulse und das Mitschwingen zur Musik gelingt auch meist noch dementiell stark beeinträchtigten Menschen und lässt sie unmittelbare Lebensfreude erfahren.

Da Menschen, die von einer Demenz betroffen sind, in ihrem Alltag zunehmend Misserfolge und Enttäuschungen erleben, hat diese spontan erlebte Freude eine nicht zu unterschätzende Bedeutung für ihre Lebensqualität. Diese Freude durch das Angebot *Bewegung mit Musik* hervorzurufen, und sei es auch nur für ein paar Minuten, ist für mich das wichtigste Ziel und hat vor allem anderen Priorität. Dennoch kann dieses Angebot auch noch zahlreiche andere positive Wirkungen haben, wie z. B. die Erhaltung oder Förderung und Verbesserung
- der Beweglichkeit,
- der grob- und feinmotorischen Fähigkeiten,
- der Körperwahrnehmung,
- der Herz-Kreislauf-Funktion,
- der Koordination,
- der Reaktionsfähigkeit,
- der Konzentration,
- der Kommunikation,
- der Sozialkompetenz und Integration,
- der Selbstexpression von Gefühlen,
- der Kreativität
- sowie der Stärkung des Selbstwertgefühls.

Mit einer geeigneten Musikauswahl, entsprechenden Handgeräten und einfachen Bewegungsanregungen kann der Bewegungsausdruck unterstützt und gefördert werden. Mit spontan improvisierten Bewegungen kann so jeder Teilnehmer seine momentane Befindlichkeit ausdrücken. Diese Bewegungen können dynamisch und raumgreifend sein, doch ebenso gut kann eine innere Bewegtheit durch ein stilles Lächeln ausgedrückt werden. Es gibt kein *Richtig* oder *Falsch*: Jeder darf so sein, wie er ist! Dieser Freiraum ist gerade für Menschen mit einer Demenz sehr wichtig, vermittelt er doch das (Selbstwert-)Gefühl: Ich bin o.k.! Das Resultat ist eine gelöste, ausgelassen-heitere Gruppenstimmung, bei der die meisten Teilnehmer aufmerksam und konzentriert am Geschehen teilnehmen. Oft summen einige noch nach dem Gruppenangebot die gehörten Melodien vor sich hin.

Die Erfahrungen, die ich während der vergangenen Jahre mit den mir anvertrauten alten Menschen machen durfte, möchte ich an Musikinteressierte weitergeben, damit sie ihrerseits als Anleiter den oft schwierigen Alltag erkrankter Menschen durch musikalische Impulse etwas erleichtern können.

Der erste Teil des Buches widmet sich einigen Vorbetrachtungen. Das Krankheitsbild »Demenz« wird dabei nur kurz skizziert, da hierzu bereits zahlreiche Bücher vorliegen und die Fülle an Informationen in einem praxisbezogenen Werk nicht abgehandelt werden kann.

Danach wird gezeigt, welche positive Kraft Musik in den Alltag von dementiell Erkrankten bringen kann. Hinweise und Tipps, die Gruppe, Raum und Anleiter betreffen, werden vermittelt, auf Zusammenhänge zwischen Musik und Bewegung wird eingegangen. Anschließend werden Bewegungsmöglichkeiten vorgestellt, die sich mit und ohne Handgeräte spontan ausführen lassen. Handgeräte und Begleitinstrumente, deren Bezugsquellen, Herstellungs- und Einsatzmöglichkeiten werden im Einzelnen beschrieben. Schließlich wird der Ablauf einer Einheit unter Berücksichtigung von Besonderheiten vorgestellt.

Im zweiten Teil des Buches werden 40 praxiserprobte Bewegungseinheiten beschrieben, die den vielfältigen Einsatz von Musik anregen sollen. Bewährt haben sich ein ruhiger Einstieg in eine Bewegungsrunde mit einem Luftballon und ein fröhliches gemeinsames Finale. Am wichtigsten ist es jedoch, auf den Wechsel zwischen anregenden und entspannenden Musikstücken zu achten!

Grundsätzlich können die Bewegungseinheiten je nach Konzentrationsfähigkeit der Teilnehmer verkürzt werden. So mögen vielleicht fünf Musiktitel für dementiell stark beeinträchtigte Teilnehmer geeigneter sein als sieben Titel, die ihre Konzentrationsfähigkeit überfordern würden.

Dieses Buch soll Anleiter anregen, sich selbst auf die Musik einzulassen, andere Musiktitel auf die Bewegungsmöglichkeiten hin zu erproben und dann den Teilnehmern vorzustellen: Wenn Musik und die Bewegungen dazu stimmig sind, werden die Teilnehmer ihre Zustimmung durch Mimik und Gestik deutlich machen!

Aus urheberrechtlichen Gründen und den damit verbundenen Kosten konnten die vorgestellten Musiktitel leider nicht, wie ursprünglich beabsichtigt, auf beiliegenden CDs veröffentlicht werden. Viele Anleiter verfügen jedoch bereits über eine eigene Sammlung von Schlagern und Evergreens. Oft lassen sich auch relativ preiswerte Schlagersammlungen erwerben, die die bekanntesten Titel enthalten. Diese kann man mit den am Ende des Buches aufgelisteten Titeln vergleichen: Wahrscheinlich gibt es einige Treffer, und man erhält auf diese Weise Bewegungsvorschläge. Nach einiger Übung im Zusammenstellen von Musiktiteln für die Bewegungseinheiten wird man bald zu jeder Musik Bewegungsimpulse verspüren, umsetzen und anregen können!

Der Schwerpunkt liegt in diesem Buch auf Schlagern, die teils sehr populär waren und deshalb einen großen Erinnerungswert haben. Ausflüge in andere Musikrichtungen sollen auf die vielen Möglichkeiten hinweisen, mit denen sich diese Einheiten des Angebots *Bewegung mit Musik* gestalten lassen.

Auch dementiell erkrankte Menschen haben ihren individuellen Musikgeschmack in ihrem Leben entwickelt, dem Rechnung getragen werden sollte! Ein alter Mensch, der sein Leben lang überwiegend klassische Musik gehört hat, wird sich besonders bei diesen Angeboten zu Hause fühlen. So sagte eine alte Dame einmal spontan beim Hören eines klassischen Musikstückes: »Ach, das ist ja das Menuett von Boccherini!«, als hätte sie es erst vor Kurzem gehört.

Von den 40 Bewegungseinheiten wird die erste Schlagermischung exemplarisch sehr ausführlich und leicht nachvollziehbar dargestellt. Es folgen 25 weitere Schlagermischungen, teils nach Musikrichtungen, teils nach thematischen Aspekten zusammengestellt. Danach gibt es Vorschläge zu den Themen *Folklore, Operette, Musical* und *Klassik*. Einheiten für die Weihnachtszeit und zum Jahresausklang runden die Vorschläge ab.

Im Anhang des Buches, Teil 3, werden die genannten Musiktitel zum einen in alphabetischer Reihenfolge, zum anderen nach Bewegungsmöglichkeiten geordnet aufgeführt. Zusätzlich werden Bezugsquellen für die Musikauswahl genannt und Literaturhinweise gegeben.

Teil 1: Vorbetrachtungen

1. Was ist eine Demenz?

Eine Demenz ist eine Hirnleistungsstörung, die durch eine Schädigung und den Verlust von Nervenzellen hervorgerufen wird. Der größte Teil der Demenzen wird durch die Alzheimer-Krankheit verursacht, gefolgt von kleinen Schlaganfällen im Gehirn (Multi-Infarkt-Demenz), Stoffwechselstörungen, Vergiftungen und anderen Krankheiten, die ebenfalls den Untergang von Hirnzellen zur Folge haben können. Nur wenige Demenzformen sind heilbar.

Die Hirnleistungsstörungen beeinflussen zunächst die Speicherung neuer Informationen. Dies äußert sich als Beeinträchtigung des Kurzzeitgedächtnisses in Form von Erinnerungslücken. Andere Symptome sind Wortfindungsstörungen, die bis zum völligen Verlust der Sprache führen können, Konzentrationsstörungen, Orientierungsschwierigkeiten, die es nach und nach unmöglich machen, sich in den eigenen Räumlichkeiten und im Tagesablauf zurechtzufinden, Situationen zu verstehen und selbst nahestehende Personen zu erkennen.

Im Voranschreiten der Krankheit kommen weitere Symptome hinzu: Beeinträchtigungen des Denk- und Urteilsvermögens, Störungen des Langzeitgedächtnisses, Fehleinschätzungen von Situationen und Personen, Sinnestäuschungen, Wahnvorstellungen, Ruhelosigkeit, Panikzustände, körperliche Symptome wie Bewegungs- und Koordinationsstörungen sowie Inkontinenz.

Diese Verlusterfahrungen bewirken Persönlichkeitsveränderungen. Kann der Betroffene die anfänglichen Defizite noch vertuschen und durch andere Fähigkeiten kompensieren, so kann es später zu Rückzugstendenzen oder zu einer Abhängigkeit von Bezugspersonen kommen. Depressive Verstimmungen, Angst, Verzweiflung, aber auch Zorn, Unruhe und Aggressivität können sich abwechseln. Da auch die Fähigkeit verloren geht, Gefühle und Triebe zu steuern, brechen diese oft spontan hervor.

Die menschlichen Bedürfnisse nach Wertschätzung, Beschäftigung, Zugehörigkeit, Bindung, Sicherheit, Geborgenheit und Identität bleiben aber bis zuletzt erhalten. Der Alltag von dementiell Erkrankten besteht oft aus Misserfolgen, Zurückweisungen, Demütigungen, aus Unerklärlichem und Bedrohlichem, aus Reizüberforderung, aber andererseits auch Reizarmut und Langeweile. Daraus resultieren Unsicherheit, Angst, Sorge, Scham, Misstrauen, Wut, Zorn und Verzweiflung, schließlich Rückzug und Einsamkeit.

2. Musik als Weg zum Demenzkranken

Im schwierigen Alltag dementiell erkrankter Menschen bietet das Angebot *Bewegung mit Musik* eine angenehme, angst- und stressfreie Abwechslung ohne Leistungsdruck. Multisensorische Reize wirken anregend und durch den Aufforderungscharakter der Musik und der Handgeräte belebend. Auch das Begleiten von Musikstücken mit einfachen Rhythmusinstrumenten kann eine Ventilfunktion zum Abreagieren und Ausdrücken von Gefühlen haben. Im gemeinsamen Erleben mit der Gruppe erfährt der einzelne Teilnehmer Zugehörigkeit, Wertschätzung, Solidarität und Lebensfreude, die sich eben durch die Gemeinsamkeit noch verstärkt:
Geteilte Freude ist doppelte Freude!

Auch Teilnehmer, die nur zuschauen können, erfahren diese Stimmung und spiegeln diese Freude mit strahlenden Augen wider.
Musik kann ein Weg zum Demenzkranken sein, seine Erinnerungen wecken und die Identität stärken.

Musik kann Emotionen hervorrufen: Dies geschieht ganz unmittelbar, da Emotionen nicht erst kognitiv verarbeitet werden müssen. Diese Erkenntnis ist in den letzten Jahren auch zunehmend durch die Hirnforschung untermauert worden. Man geht derzeit davon aus, dass das emotionale Empfinden vermutlich auch bei schwersten dementiellen Beeinträchtigungen noch lange erhalten bleibt. Das Mitschwingen zur Musik, das Begleiten rhythmischer Musikstücke ermöglicht es den Betroffenen, ihre Emotionen auszudrücken, und fördert die nonverbale Kommunikation.

Musik kann die Erinnerung fördern: Vermutlich bleiben besonders Erlebnisse, die mit positiven Gefühlen verknüpft wurden, lange im Gedächtnis verankert. Selbst wenn die Erinnerung im Verlauf der dementiellen Erkrankung verblasst, bleibt das positive Gefühl zurück. So erzählte mir eine 93-jährige Teilnehmerin nach einem Walzer spontan, dass ihr Vater ihr im Alter von sieben Jahren das Walzertanzen beigebracht hatte. Ihr strahlendes Gesicht zeigte, dass sie diese Freude im *Hier und Jetzt* wieder erlebte!

Musik kann das Gemeinschaftserleben und die Integration fördern: Nicht nur Mitglieder eines Orchesters oder eines Chors machen immer wieder die Erfahrung, Teil eines Ganzen zu sein. Auch beim gemeinsamen Bewegen mit Musik wird Verbundenheit spürbar. Es heißt nicht umsonst: Musik ist die sozialste aller Künste!

Musik und Tanz verbinden in allen Kulturen seit jeher Menschen miteinander. Dabei können sprachliche und kulturelle Grenzen überbrückt werden; ebenso können auch unterschiedliche Beeinträchtigungen überwunden und das Gemeinsame geteilt werden.

3. Rahmenbedingungen

3.1. Zusammensetzung der Gruppe

Da die Bewohner in den meisten Pflegeheimen unterschiedlich starke Hirnleistungsstörungen haben, kann die von mir betreute Gruppe als exemplarisch gelten: Die Teilnehmer zeigen die Symptome leichter bis mittelschwerer dementieller Erkrankungen. Einige können sich noch verbal artikulieren, sind aber in ihrem Kurzzeitgedächtnis besonders stark beeinträchtigt. Andere können sich nur noch nonverbal durch Gestik und Mimik ausdrücken und haben Fähigkeiten im Bereich der Orientierung eingebüßt.

Auch Bewohner mit Beeinträchtigungen durch andere Erkrankungen wie z. B. Schlaganfall, Parkinson'sche Erkrankung oder Sehbehinderungen nehmen an dem Angebot *Bewegung mit Musik* teil. Dabei ist zu berücksichtigen, dass viele alte Menschen an mehreren Erkrankungen gleichzeitig leiden (Multimorbidität); z. B. kann ein dementiell erkrankter Teilnehmer zusätzlich noch eine Herzerkrankung haben.

Schwerhörige Teilnehmer sollten direkt neben dem Lautsprecher sitzen. Da sie Musik oft besser wahrnehmen können als Sprache und da Rhythmen und Bewegungen durch die Gruppe akustisch und visuell verstärkt werden, können Defizite des Gehörs teilweise kompensiert werden.

Bisweilen nehmen auch geistig rege Bewohner an dem Angebot teil und können dann je nach vorhandenen Plätzen im Kreis oder in der zweiten Reihe sitzen. Das musikalische Geschehen ist für sie so anziehend, dass die dementiellen Beeinträchtigungen der anderen Teilnehmer, die ihnen manchmal Angst machen, in den Hintergrund treten!

Sehr zurückhaltende Bewohner dürfen, wenn sie möchten, auch nur zuschauen. Meist werden auch bei ihnen die oben genannten Bewegungsimpulse ausgelöst, und sie beteiligen sich doch noch am Geschehen …

Bewohner, die durch unkontrolliertes Rufen andere Teilnehmer stören, kann man versuchsweise teilnehmen lassen. Manchmal lässt dieser Impuls durch akustische und visuelle Ablenkung nach. Andernfalls können diese Bewohner nicht an dem Gruppenangebot teilnehmen, da sie die anderen Teilnehmer zu stark ablenken würden.

Bewohner, die nur vorübergehend an dem Angebot teilnehmen und aufgrund ihres Bewegungsdranges das Bedürfnis verspüren, den Raum zu verlassen, können dies jederzeit tun. Die Tür bleibt stets geöffnet.

Die optimale Gruppengröße liegt zwischen sechs und zwölf Teilnehmern. In der Praxis hat der rege Zuspruch die Gruppe jedoch teilweise auf über 20 Teilnehmer anwachsen lassen. Bei einer so großen Gruppe ist die Unterstützung durch einen zweiten Anleiter erforderlich: Das Verteilen und Einsammeln von Handgeräten wird dadurch beschleunigt und stellt die Teilnehmer auf eine nicht zu lange Geduldsprobe. Vor allem aber bekommt so jeder einzelne Teilnehmer genug Aufmerksamkeit, besonders bei den kurzen Einzelbegegnungen (*one-to-one-settings*) zwischendurch. Wichtig ist es bei einer solchen Gruppengröße, Reizüberforderungen besonders durch Lärm zu vermeiden.

3.2. Bedingungen an den Raum

Die Raumgröße sollte einen Stuhlkreis von ca. zwölf Teilnehmern ermöglichen (Ausnahmen sind möglich, s. o.!). Achtung: Rollstühle und Geriatriestühle benötigen mehr Platz!

In der Praxis hat sich gezeigt, dass einige Bewohner, die sich nicht in den Kreis setzen möchten, dennoch gerne aus sicherer Entfernung zuschauen. Bisweilen kann man sie auch noch in das Geschehen mit einbeziehen (z. B. durch Zutippen eines Luftballons).

3.3. Voraussetzungen/Eigenschaften des Anleiters

Wichtig ist die eigene Freude an der Musik! Nur dann kann diese auch auf die Teilnehmer überspringen. Theoretische musikalische Kenntnisse sind nicht notwendig, wenn man vom Bewegungsimpuls her einen Walzer (3/4-Takt) von einem Marsch oder Foxtrott (2/4-, 4/4-Takt) unterscheiden kann. (Ich selbst habe nie eine Tanzschule besucht und kann keinen einzigen Standardtanz, dennoch spüre ich, ob die Musik zum Schwingen, Marschieren, Klatschen oder Klopfen einlädt). Auf jeden Fall sollte man sich jeden Musiktitel **vor** dem Anleiten selbst anhören und die Bewegungen mit oder ohne entsprechende Handgeräte ausprobieren!

Mindestens genauso wichtig ist die innere Haltung des Anleiters gegenüber dementiell erkrankten Menschen. Ein wertschätzender, einfühlsamer und echter Umgang mit ihnen ist die Voraussetzung für eine vertrauensvolle Beziehung, die gemeinsames Tun und Erleben ermöglicht.

Wertschätzung meint Zuwendung und bedingungsloses Annehmen des Anderen. **Einfühlsames Verstehen** bedeutet, sich gleichsam in die Schuhe des Anderen zu stellen und sich in dessen Situation einzufühlen. Die **Echtheit** wird häufig für die wichtigste dieser drei Bedingungen gehalten: Wenn ich mich jemandem gegenüber **echt** verhalte, verstecke ich mich nicht hinter einer Maske, sondern begegne ihm offen von Mensch zu Mensch. Wenn ich z. B. dessen Äußerungen nicht verstanden habe, kann ich dies, ohne ihn zu verletzen, einfühlsam äußern.

Ich spreche mit dementiell erkrankten Bewohnern zwar laut und deutlich in kurzen, einfachen Sätzen, jedoch genauso »normal« wie mit anderen Erwachsenen, etwa meinen Kollegen, ohne in eine *Kindergartenstimme* zu fallen.

Inhaltlich mache ich mein Tun transparent. So sage ich kurz an, was es zu hören gibt, von wem etwas gesungen wird (z. B. von Heinz Rühmann) und wie man sich dazu bewegen kann, und mache es vor. Häufig erwähne ich auch, wozu etwas gemacht wird, z. B. »um in Schwung zu kommen« oder »um den Kreislauf anzuregen« …

Da die Teilnehmer unterschiedlich stark ausgeprägte Hirnleistungsstörungen haben, bin ich überzeugt, dass einige von ihnen manche Informationen auch inhaltlich verstehen können. Die wertschätzende, erwachsenengerechte Haltung meinen Zuhörern gegenüber wird jedoch sicherlich auch nonverbal von allen Teilnehmern verstanden und gespürt.

Diese Haltung und der eigene selbstverständliche, fröhliche Umgang mit Handgeräten und Begleitinstrumenten verringern die mögliche Ablehnung der musikalischen Aktionen, die bisweilen erst einmal als »Kindergartenkram« abgestempelt werden. Der Grund für eine Ablehnung kann aber auch in der Angst begründet sein, etwas falsch zu machen. Deshalb wird grundsätzlich niemand zum Mitmachen gezwungen; wer will, darf auch einfach nur zuschauen. Ich sage oft: »Sie sind hier nicht in der Schule, die haben wir zum Glück alle hinter uns! Sie müssen nichts machen, was Sie nicht möchten!« Selbst anfangs eher skeptische Teilnehmer haben nach kurzer Zeit meist keine Scheu, sich von dem fröhlichen, gemeinsamen Treiben anstecken zu lassen und ganz ungezwungen mitzumachen.

4. Musikauswahl

Grundsätzlich kann jede Art von Musik zu Bewegungsimpulsen animieren. In erster Linie wird jedoch die Musik spontan zu Bewegungen einladen, die einen positiven Bezug zum eigenen Leben hat. Da sich in der Praxis eine Gruppe oft aus Teilnehmern mehrerer Generationen zusammensetzt (in meiner Gruppe sind die Teilnehmer zwischen 52 und 104 Jahre alt), umfasst dies etwa die populäre Musik von 1910 bis 1970.

Der Musikgeschmack wird vom Elternhaus, von der Religion, vom Kulturraum, vom Wohnort (Großstadt/Dorf) und vielen anderen Einflüssen geprägt. Meiner Erfahrung nach sind die meisten Teilnehmer mit Volksmusik, Schlagern und Operetten, einige mit klassischer Musik, die wenigsten jedoch mit Opern, Jazz und

Swing und ausländischer Folklore vertraut. Das dürfte dem durchschnittlichen Musikgeschmack der genannten Generationen im Allgemeinen entsprechen.

Viele alte Menschen haben in ihrer Jugend Volkslieder gesungen, einige wenige sogar musiziert. Dies trat in der nach dem Zweiten Weltkrieg aufgewachsenen Generation in den Hintergrund, wegen der negativen Erinnerung an die Nationalsozialisten und ihre Vereinnahmung dieser Musik. Dies trifft leider auch auf viele Schlager aus dieser Zeit zu, die ebenfalls als Durchhalteparolen missbraucht wurden.

Die ältere Generation wurde besonders durch auditive Medien wie das Grammofon, den Plattenspieler und das Radio geprägt. Schlager der Goldenen Zwanziger, Filmmusik der ersten Tonfilme und Operettenmelodien wurden durch diese Medien populär. Sonntagskonzerte wurden im Radio übertragen und erfreuten sich großer Beliebtheit. Erst später kam das Fernsehen mit seinen musikalischen Sendungen hinzu und machte Schlager und Stars noch populärer.

Selbst bei dementiell erkrankten Teilnehmern sind manche Schlagertitel fest im Langzeitgedächtnis verankert und spontan abrufbar wie Redewendungen. Als ich zu einem Angebot zwei Luftballonherzen mitgebracht hatte, vollendete eine Teilnehmerin meinen Satz, den ich mit »Ich habe Ihnen hier *zwei Herzen ...*« begonnen hatte, mit »*... im Dreivierteltakt!*« Ich hatte tatsächlich beabsichtigt, diese zwei Ballonherzen auf einem Netz zum Stück *Zwei Herzen im Dreivierteltakt* hüpfen zu lassen ...

In vielen Pflegeheimen werden Volkslieder häufig gemeinsam gesungen. Sie werden von den meisten Menschen eher mit Gesang als mit Bewegung oder Tanz assoziiert. Deshalb möchte ich diese Musik für Bewegungsangebote ausklammern und die musikalischen Schwerpunkte auf Schlager und Operetten legen. Ausflüge in den Bereich der Klassik und eine Einheit zur Folklore runden die Musikbeispiele ab. Swing und Jazz sowie Folklore aus anderen Ländern waren unter den Nationalsozialisten verpönt und fanden deshalb bei der in dieser Zeit aufgewachsenen Generation auch wenig Gehör. Das erklärt, weshalb man auch heute noch lediglich in Ausnahmefällen bei Altenheimbewohnern eine Offenheit oder sogar eine Vorliebe für diese Musikrichtungen findet. Anders mag es sich in einer Großstadt wie Berlin verhalten: Dort war Swing durch die amerikanischen Besatzer nach dem Krieg sehr populär!

In Zukunft wird der Musikgeschmack nachfolgender Generationen sicher immer stärker von internationaler Popmusik geprägt sein: Gemeinsame musikalische Erfahrungen wird es immer seltener geben!

Jedem Anleiter sei empfohlen, sich über die (musikalischen) Biografien der Teilnehmer zu informieren. Je mehr man sich mit dieser musikalischen Gruppenarbeit vertraut macht, desto mehr reichhaltige Erfahrungen wird man durch interessante Rückmeldungen der Teilnehmer auf diesem Gebiet sammeln können.

5. Zusammenhänge zwischen Musik und Bewegung

Wahrscheinlich hat jeder schon einmal die Erfahrung gemacht, dass Musik in die Beine geht … Musik vermag Bewegungen anzuregen. Sie kann zu deutlichen körperlichen Bewegungen ebenso führen wie zu innerer Bewegtheit, die kaum sichtbar ist. Zu dieser emotionalen Bewegtheit gehören Freude und Trauer. Körperlich spürbar und messbar sind die Zustände von Spannung und Entspannung. Die Art der Musik kann den Ausdruck der Bewegungen beeinflussen.

Eine **Melodie**, deren Tonfolge eine Zeit lang immer höher wird, kann uns dazu bringen, die Arme in die Höhe zu heben. Umgekehrt lässt sich bei einer fallenden Melodie oft eine Bewegung nach unten beobachten. Hören wir sehr laute Musik, so werden unsere Bewegungen automatisch dynamischer. Dagegen ruft leise Musik meist zarte Bewegungen hervor.

Einen vielleicht noch größeren Einfluss auf unsere Bewegungen hat der **Rhythmus**, der die Klänge im zeitlichen Verlauf gliedert, ordnet und gestaltet: Ein schneller Rhythmus veranlasst uns zu schnellen, ein langsamer Rhythmus zu langsamen Bewegungen.

Diese zeitliche Einteilung einer Musik wird in der Notenschrift durch **Takte** vorgenommen. Dies sind Abschnitte, die ein Musikstück in regelmäßige Zeiteinheiten einteilen. Die vielleicht bekannteste Taktart ist der **3/4-Takt** mit dem typischen Walzerrhythmus, der zum Schwingen und Wiegen des Körpers anregt. Zu Musikstücken im **3er-Takt** gehören neben dem Walzer auch noch das Menuett und der Ländler, eine Vorform des Walzers. Verwandt mit dem 3/4-Takt ist auch der 6/8-Takt, in dem z. B. die Tarantella, ein fröhlicher, schneller Tanz italienischen Ursprungs, aufgezeichnet ist. Zu den Musikstücken im **4er-Takt** gehören z. B. der Foxtrott (4/4-Takt), der Marsch (2/4-Takt) und die Polka (2/4-Takt), die zu Beinbewegungen und zum In-die-Hände-Klatschen anregen. Auch Tango, Samba und Rumba gehören zu den Tänzen in geraden Takten.

Neben den oben genannten Wirkungen auf die Bewegungen sind ganz besonders die **vegetativen Wirkungen von Musik** auf den Menschen zu beachten. So kann laute Musik mit schnellem Rhythmus und Dissonanzen erregend wirken, den **Blutdruck erhöhen und den Puls und die Atmung beschleunigen.** Da viele alte Menschen an Herz-Kreislauf-Erkrankungen leiden, ist also ein vorsichtiger, angemessener Einsatz solcher Musikstücke ratsam!

Andererseits kann leise Musik mit ruhigem Rhythmus und harmonischer Melodie zur Entspannung, zur **Blutdrucksenkung und Pulsverlangsamung** führen. Deshalb sollte man sich gegebenenfalls vergewissern, ob ein Teilnehmer nur eingenickt ist oder ob vielleicht ein zu starker Blutdruckabfall Unwohlsein hervorgerufen hat!

Ein angemessener Wechsel zwischen anregenden und entspannenden Musikstücken ist deshalb sehr wichtig und sollte unbedingt beachtet werden! Dabei ist es unerlässlich, sich jeweils vor dem Anleiten einer Einheit *Bewegung mit Musik* mit den einzelnen Stücken vertraut zu machen.

6. Anregungen für einfache Bewegungen

6.1. Bewegungen ohne Handgeräte

Bewegungsmöglichkeiten mit den Beinen/Füßen:

Marschieren: Die Beine werden abwechselnd auf der Stelle hochgehoben und wieder auf den Boden gesetzt (2/4-Takt).
Füße auftippen: Die Füße werden abwechselnd nach vorn gestreckt, kurz mit der Ferse auf den Boden getippt und zurückgesetzt (2/4-Takt, 4/4-Takt).
»Fegen«: Die Füße schwingen abwechselnd locker nach vorn, ohne aufzusetzen, und wieder zurück. Dabei schleifen (»fegen«) sie jedes Mal beim Vor- und Zurückschwingen leicht über den Boden (2/4-Takt, 4/4-Takt, auch im 3/4-Takt).

Diese Bewegungen können auch im individuellen Austausch mit dem Anleiter (*one-to-one-setting*) durchgeführt werden.

Bewegungsmöglichkeiten mit den Händen:

In die Hände klatschen: Dies ist am einfachsten bei einem 2/4-Takt oder 4/4-Takt möglich, kann aber auch bei einem 3/4-Takt, z. B. einem Menuett, auf eine bestimmte Betonung erfolgen.
Variation: Die Teilnehmer können abwechselnd auf der rechten Seite und auf der linken Seite des Körpers in die Hände klatschen.

Diese Bewegungen können auch im Austausch mit dem Anleiter (*one-to-one-setting*) durchgeführt werden.

6.2. Bewegungen mit Handgeräten

Bewegungsmöglichkeiten mit einem Luftballon:

Der Luftballon kann mit der Hand, mit einem Finger oder mit einem Hölzchen getupft werden. Diese Bewegungsform eignet sich besonders zu Beginn einer Einheit zu fröhlich entspannter Musik. Die Aufmerksamkeit der Teilnehmer kann dadurch langsam auf das gemeinsame Tun gerichtet werden. Der Anleiter spielt die Teilnehmer im Sitzkreis reihum zart mit dem Luftballon an, sozusagen zur **Begrüßung**. Das Schweben des Luftballons ist jedoch nicht mit Schwingen zu verwechseln: Walzermusik passt dazu meist nicht! Eher lässt sich der Rhythmus eines langsamen Foxtrotts mit dem Rhythmus des Zurücktippens des Luftballons verbinden.

Bewegungsmöglichkeiten mit Chiffontüchern:

Schwingende Bewegungen zum 3/4-Takt: Die Teilnehmer schwingen die Chiffontücher entweder nach rechts und links, nach oben und unten oder im Kreis. In einer etwas schwierigeren Variante können sie die Tücher auch nach oben werfen und wieder auffangen.

Hüpfende Bewegungen zum 2/4- oder 4/4-Takt: Die Teilnehmer führen mit den Chiffontüchern kleine hüpfende Bewegungen mit den Händen aus, entweder nach rechts und links oder nach oben und unten.

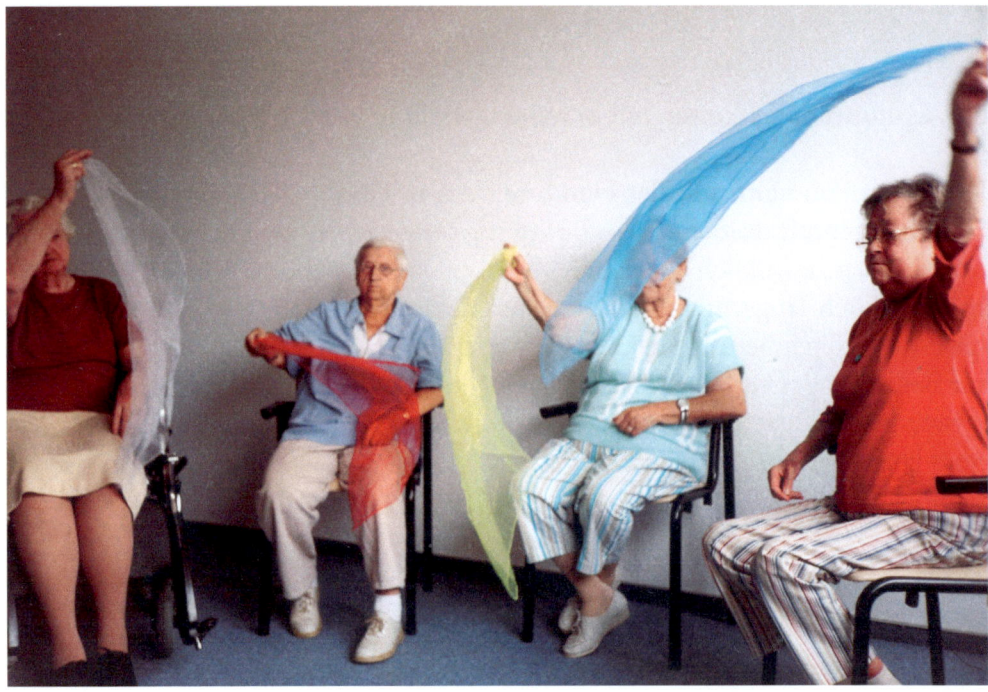

Sonderform: Aus Chiffontüchern wird eine **Tuchkette** gebildet: Jeder Teilnehmer hält in jeder Hand einen Tuchzipfel, und zwar einen seines eigenen Tuches und einen des Tuches von seinem Sitznachbarn. Dabei werden bei jedem Tuch die jeweils diagonal gegenüberliegenden Tuchzipfel gefasst. Eine andere Möglichkeit ist, diese Tuchzipfel mit den Tüchern der Sitznachbarn rechts und links zu verknoten. Mit der Tuchkette kann nun gemeinsam nach rechts und links, nach vorn und hinten, nach oben und unten geschwungen werden.

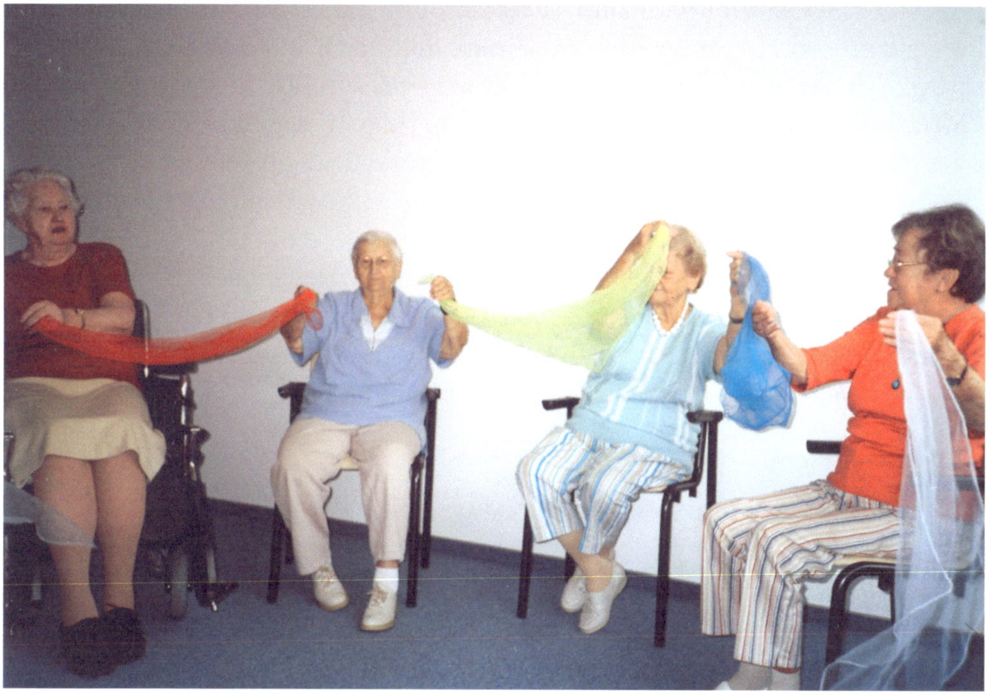

Bewegungsmöglichkeiten mit dem Schwungtuch/mit der Plastikplane:

Ein Schwungtuch oder eine Plastikplane sind besonders für langsame Musik gut geeignet. Die Teilnehmer können sie langsam auf und nieder oder nach rechts und links schwingen. Grundsätzlich ist der Einsatz zu jeder ruhigen Musik möglich (z. B. auch zum Stück *Air* von Johann Sebastian Bach im 4/4-Takt), wenn der Anleiter die Bewegungen deutlich machen kann.

Variante: Zu dem Musiktitel *An der schönen blauen Donau* von Johann Strauss passen stellenweise kleine Wellenbewegungen, die entstehen, indem die Plane in kleinen Schwüngen schnell auf und ab bewegt wird.

Bewegungsmöglichkeiten mit dem Netz:

Das Netz lässt sich auf und ab und nach rechts und links schwingen, auch Bewegungen zur Kreismitte hin und zurück sind möglich. Nach oben und unten bewegt sich das Netz relativ schnell, da es wegen der Maschen nur einen geringen Luftwiderstand bietet. Es schwebt also nicht so langsam wie eine Plane. Allerdings ist es elastisch, und so sind ziehende und lockernde Bewegungen gut möglich. Da Luftballons aufgrund elektrostatischer Aufladung nicht darauf haften bleiben, lässt sich folgende Bewegungsvariante durchführen:

Alle Teilnehmer ziehen gleichzeitig (!) ruckartig und schwungvoll das Netz zu sich hin: Es spannt sich, und ein Luftballon kann dadurch in die Höhe geschleudert werden! Dies ist besonders hübsch bei dem Schlager *Zwei Herzen im Dreivierteltakt* mit zwei herzförmigen Luftballons im Walzerrhythmus.

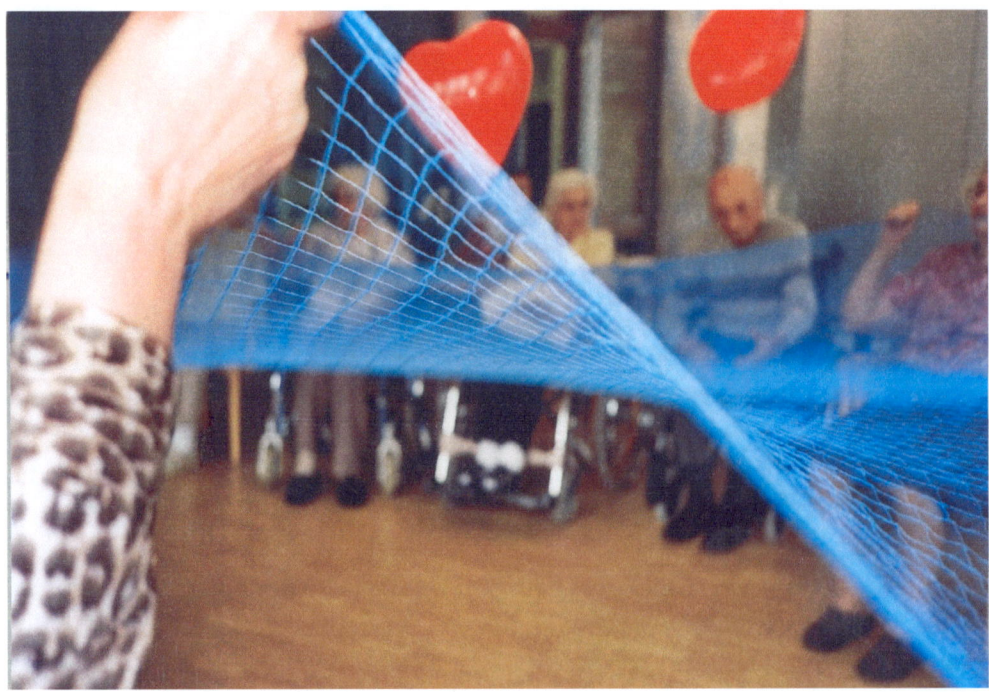

Bewegungsmöglichkeiten mit dem Tau:

Ein Tau übt vor allem einen sinnlichen, haptischen Reiz aus und erinnert an Seefahrt. Deshalb ist der Einsatz bei Musik, die das Meer oder die Seefahrt zum Thema
hat, sinnvoll. Die Bewegungen, die mit dem Tau ausgeführt werden können, entsprechen den Bewegungen mit einer Tuchkette.

Bewegungsmöglichkeiten mit Goldbändern:

Die aus Brandschutzdecken (für den Erste-Hilfe-Kasten) geschnittenen
Goldbänder laden zu ausholenden schwingenden Bewegungen ein, ähnlich denen
mit Tüchern (3/4-Takt). Sie können nach rechts und links, nach oben und unten
geschwungen werden. Auch hüpfende (2/4-Takt) oder kreisende Bewegungen lassen
sich mit ihnen leicht ausführen.

Da die Bänder auf einer Seite golden und auf der anderen silbern sind und im Licht
glitzern, lassen sie sich besonders gut in der Weihnachtszeit verwenden.

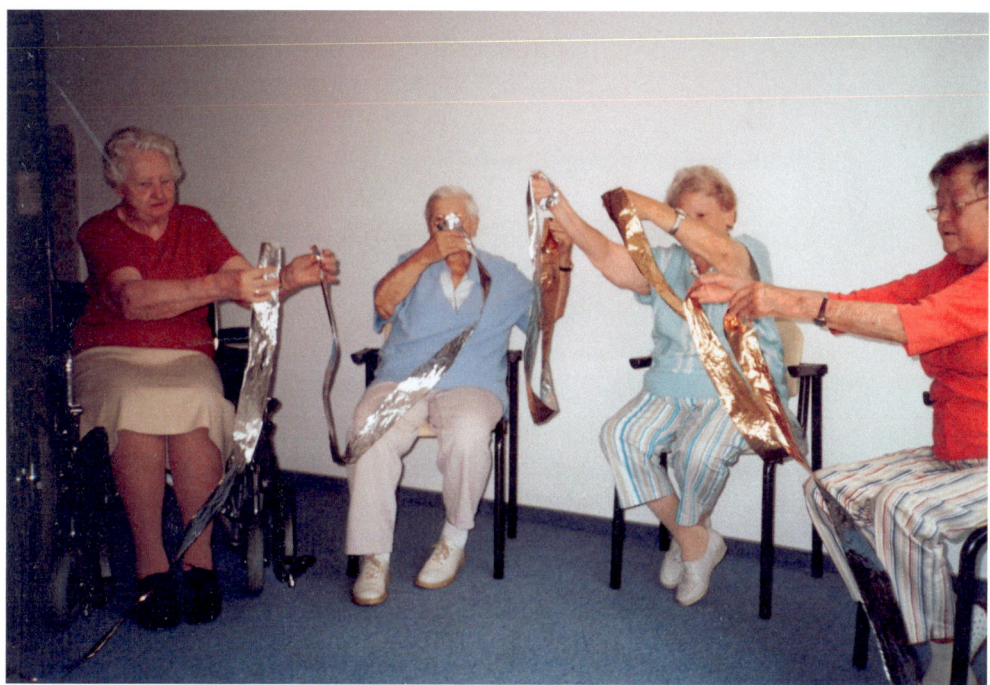

Bewegungsmöglichkeiten mit Rhythmikbändern:

Rhythmikbänder mit einem Führungsstab lassen sich leicht nach rechts und links oder nach oben und unten schwingen (3/4-Takt). Kreisende Bewegungen des Stabes lassen durch das Band einen Kreis sichtbar werden. Man kann sie auch mit Schwung wie eine Peitsche schnell von oben nach unten ziehen (2/4-Takt): Dabei ergibt sich ein knallendes Geräusch. Achtung: Vorher sollte man die Teilnehmer auf den Knall hinweisen und die Bewegung vorführen, damit sie sich nicht erschrecken! Dieser Peitschenknall passt z. B. gut zum Stück *Die Schlittenfahrt* von Leopold Mozart; das ausgelassene Knallen macht den Teilnehmern jedes Mal viel Spaß.

Bewegungsmöglichkeiten mit Blumen:

Blumen, z. B. Tulpen oder Rosen, künstlich oder echt, lassen sich nach links und rechts oder nach oben und unten schwingen (3/4-Takt).

6.3. Bewegungen mit Rhythmusinstrumenten

Bewegungsmöglichkeiten mit Klanghölzern:

Die Teilnehmer halten mit jeder Hand ein Klangholz fest, die beiden Hölzer werden aufeinandergeschlagen. Dies kann mit kleinen oder großen scherenartigen Bewegungen erfolgen. Die Hölzer können auf der rechten Seite des Körpers aufeinandergeschlagen werden oder auf der linken, ebenso oben (in Kopfhöhe) oder unten (vor dem Bauch). Wichtiger als raumgreifende Bewegungen ist auch hierbei die innere Bewegtheit, das Mittun. Es ist erstaunlich, wie leicht es bisweilen gelingt, auch passive, in sich gekehrte Teilnehmer zu einem Klopfen zu motivieren! Grundsätzlich sind die Bewegungen dem Klatschen mit den Händen ähnlich. Auch bei einem 3/4-Takt, z. B. bei einem Menuett von Mozart, kann eine besondere Betonung auf den ersten Schlag mit den Klanghölzern hervorgehoben werden.

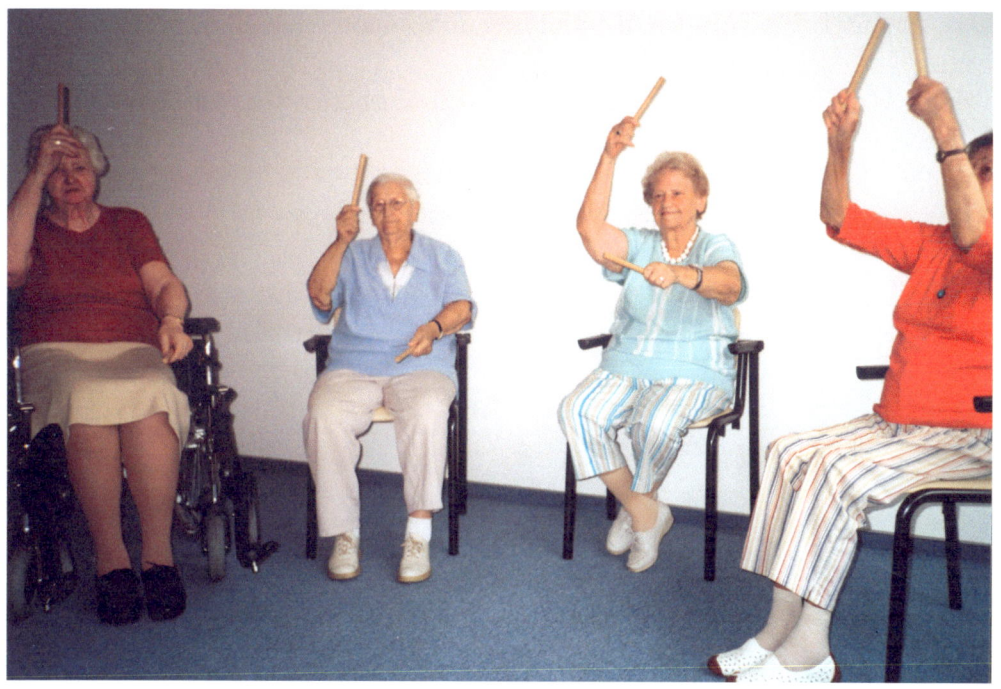

Bewegungsmöglichkeiten mit Rasseln:

Kleine Rasseln können meist ohne Anstrengung mit einer Hand festgehalten und geschüttelt werden und sind deshalb auch für Teilnehmer geeignet, die nur eine Hand bewegen können. Sie lassen sich bei geraden Taktarten gut verwenden.

Bewegungsmöglichkeiten mit Handtrommel oder Pauke:

Die Trommel oder Pauke wird mit einem Schlegel geschlagen. Sie wird zusammen mit anderen Rhythmusinstrumenten zum gemeinsamen Begleiten eines Musikstückes, meist zum Finale, eingesetzt.

Mit der Zeit entwickeln auch zunächst eher zaghafte Teilnehmer eine stärkere Dynamik beim Trommeln, was auch in ausladenden Bewegungen sichtbar wird. Das Spielen auf einer Trommel oder Pauke, einem relativ großen Begleitinstrument, kann das Selbstwertgefühl stärken. Das Gefühl »Ich gebe den Ton an!«

wird vermittelt, was zu aufrechter Haltung und dynamischen Bewegungen führen kann.

Auch Handtrommel oder Pauke lassen sich am besten bei geraden Taktarten verwenden.

Bewegungsmöglichkeiten mit Holzblock/Röhrentrommel:

Bei diesen Begleitinstrumenten bleiben die Bewegungen meist im Bereich der Feinmotorik, wenn auch die Dynamik bei zunehmender Vertrautheit mit dem Instrument wächst. Der Rhythmus wird mit einem Klöppel auf der Holzblocktrommel angeschlagen, ähnlich dem Klopfen mit den Klanghölzern. Der Einsatz beim 2/4- und 4/4-Takt hat sich hier bewährt.

Bewegungsmöglichkeiten mit Schellenringen:

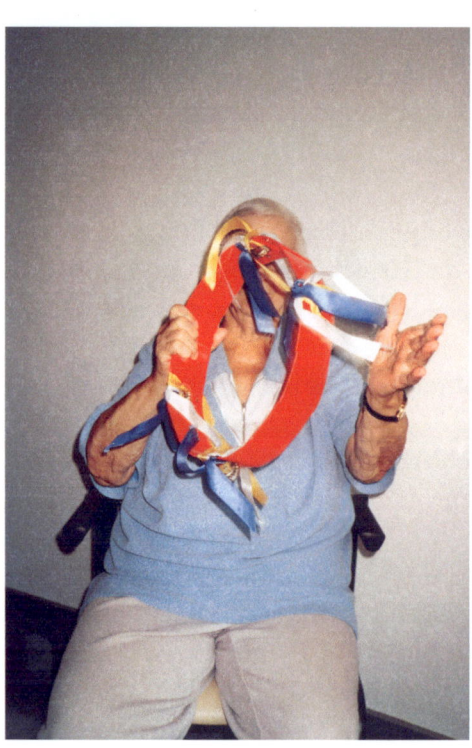

Ein Schellenring kann mit kleinen Bewegungen zum Klingen gebracht werden, indem er von einer Hand gehalten und mit kleinen Bewegungen des Handgelenks geschüttelt wird. Eine andere Möglichkeit ist, den Schellenring mit einer Hand zu halten und rhythmisch auf den Daumenballen der anderen Hand zu schlagen. Dies ist angenehmer, als ihn auf die Finger zu schlagen, denn der Daumenballen hat viel Muskelmasse, und ein Schlag darauf wird abgefedert und tut nicht weh. Deshalb erkläre ich auch den (neuen) Teilnehmern diesen Zusammenhang und zeige ihnen das genau! Die Bewegungen mit dem Schellenring sind auf der rechten oder linken Seite des Körpers, in Kopf- oder Bauchhöhe bei jeder Taktart als Betonung möglich.

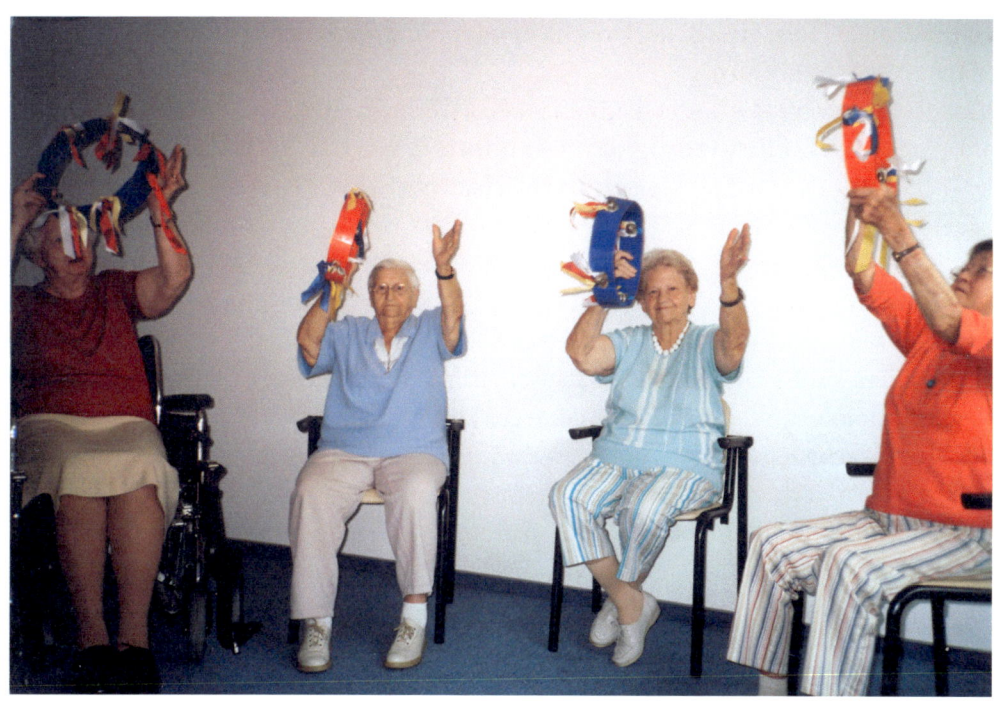

Bewegungsmöglichkeiten mit verschiedenen Percussioninstrumenten:

In der Praxis hat es sich bewährt, mit unterschiedlichen Rhythmusinstrumenten
wie z. B. Klanghölzern, Holzblocktrommeln, Rasseln, Schellenringen, Pauke
und/oder Handtrommel gemeinsam ein Musikstück (besonders zum Finale!) zu begleiten.
Dabei können unterschiedliche Vorlieben und Fähigkeiten der Teilnehmer berücksichtigt
werden.

7. Handgeräte

Grundsätzlich bietet der Einsatz von Handgeräten zusätzliche Sinnesreize: **visuelle** durch unterschiedliche Farben, **akustische** durch Geräusche (Rasseln, Hölzer,
Rhythmikbänder, Schellenringe, Handtrommeln, Pauken, knisternde Goldfolien)
und **haptische** Reize durch die Oberflächenbeschaffenheit unterschiedlicher Mate-

rialien (Stoff, Holz, elastische Trommelbespannung, elastischer Luftballon, Plastikplane, Netz, Tau, Blumen).

7.1. Einsatzmöglichkeiten und Erwerb/Herstellung geeigneter Handgeräte

Luftballons:

Luftballons sind sehr leicht und schweben langsam, was der verlängerten Reaktionszeit alter Menschen entgegenkommt. Sehr kleine Luftballons fliegen allerdings recht schnell, weshalb sie weniger zur musikalischen Gymnastik als zu Dekorationszwecken geeignet sind. Besonders helle, kräftige Farben wie z. B. Rot, Gelb, Hellgrün oder Hellblau können auch noch von sehbehinderten Menschen gut gesehen werden. Luftballons sind im Spielzeughandel oder im Versandhandel für Spiel und Sport zu erwerben.

Tücher:

Tücher gibt es in verschiedenen Größen, Farben und Stoffen: Chiffontücher sind besonders leicht und schweben langsam, was, wie bei den Luftballons beschrieben, der langsameren Reaktionsfähigkeit alter Menschen entgegenkommt. Tücher aus Baumwollstoff sind robuster und eignen sich gut für eine Tuchkette. Man kann z. B. Baumwollwindeln in jeden gewünschten Farbton in der Waschmaschine einfärben.

Leichte Chiffontücher lassen sich gut bei einem Walzerrhythmus mitschwingen und unterstreichen das Leichte, Schwebende dieser Bewegung. Sie können entweder in der Tuchmitte (ergibt kurzes Tuch) oder an einer Ecke (ergibt langes Tuch) gehalten werden.

Wenn ein Teilnehmer Schwierigkeiten hat, ein Tuch festzuhalten, kann das Tuch vorsichtig (nicht zu fest!) um das Handgelenk gebunden werden. Eine mögliche Variante für alle Teilnehmer ist, das Tuch um den Mittelfinger zu binden: Dadurch können z. B. bei einem Menuett meist sehr grazile Bewegungen hervorgelockt werden.

Tuchkette:

Diese Form verbindet die einzelnen Teilnehmer miteinander und fördert das Gruppengefühl. Wie bereits oben beschrieben, hält dabei jeder Teilnehmer in jeder Hand einen Tuchzipfel, einen vom Tuch seines Sitznachbarn und einen seines eigenen Tuches.

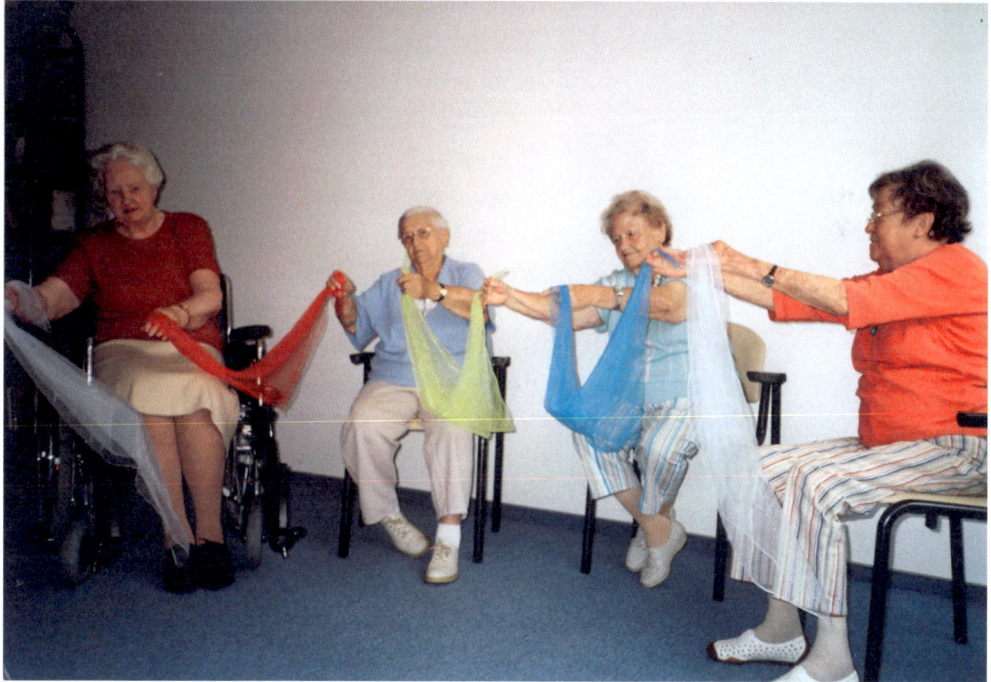

Dazu werden die diagonal gegenüberliegenden Tuchzipfel aufeinandergelegt und die Enden der langen Seite des gleichschenkligen Dreiecks von zwei benachbart sitzenden Teilnehmern gehalten. Bei Teilnehmern mit Halbseitenlähmung kann das Tuch einfach an der Armlehne des Stuhls oder Rollstuhls festgebunden werden.

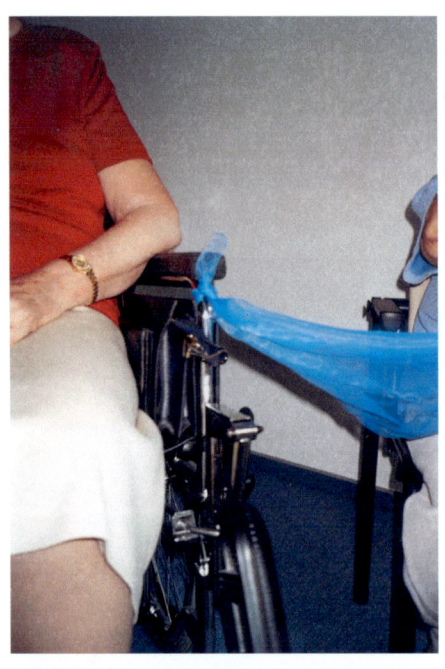

Vorteil: Das gemeinsame Halten der Tücher mit den Sitznachbarn fördert nicht nur Sozialkontakte, sondern auch die Rechts-Links-Koordination, und ein langwieriges Aufknoten nach der Aktion erübrigt sich.

Eine andere Möglichkeit, eine Tuchkette herzustellen, ist das Zusammenknoten der Tücher, und zwar der jeweils diagonal gegenüberliegenden Tuchecken. Bei robusteren Baumwolltüchern lassen sich die Knoten hinterher besser lösen als bei dünnen Chiffontüchern!

Vorteil: Auch Teilnehmer mit Halbseitenlähmung oder starken Schmerzen in einem Arm oder einer Hand können verknotete Tücher mit einer Hand festhalten. Außerdem wird

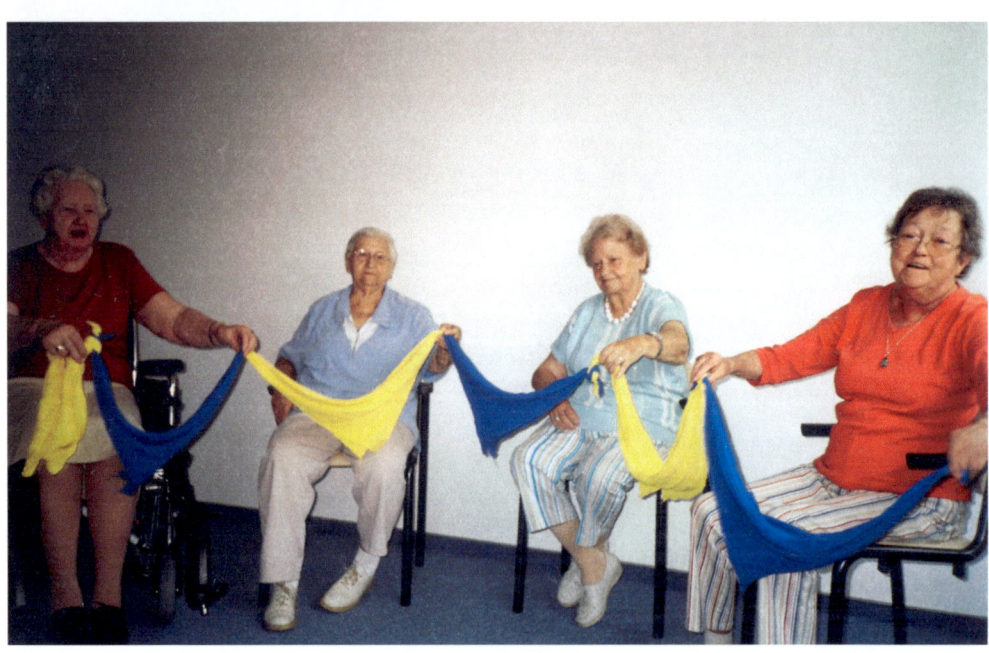

Ermüdungserscheinungen vorgebeugt, wenn alle Teilnehmer diese Tuchkette abwechselnd mit der einen oder anderen Hand halten.

Eine optisch interessante Variante ist es, die Tuchkette jeweils so an einem herunterhängenden Zipfel zu fassen, dass eine Ecke weiterhin nach unten hängt und die andere oben festgehalten wird. Wenn dies alle Teilnehmer tun, ergibt sich eine Aneinanderreihung von Rauten!

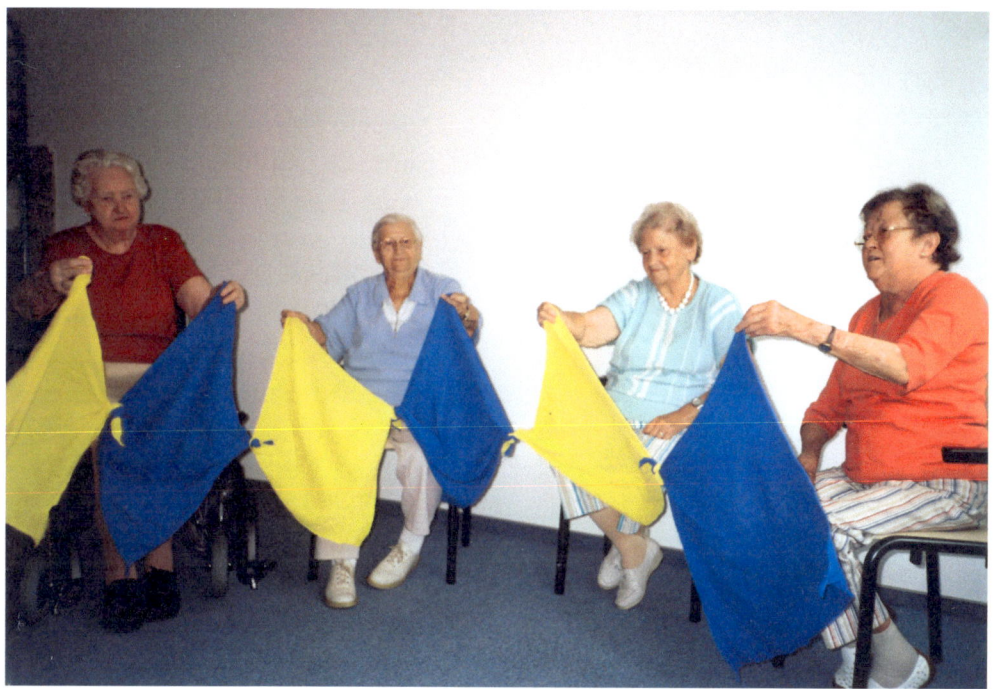

Übrigens stammt diese Idee von einer dementiell erkrankten Teilnehmerin, die spontan die Tuchkette auf diese Weise ergriff!

Tücher kann man im Sport- und Spielhandel erwerben.

Schwungtuch:

Man kann entweder ein Schwungtuch aus dem Fachhandel (Sport und Spiel) verwenden oder eine einfache dünne und daher sehr leichte Plastikplane, wie man sie auch zum Abdecken bei Renovierungsarbeiten benutzt. Ich verwende häufig

Letztere, da eine solche Plane aufgrund ihres geringen Eigengewichtes sehr langsam schwebt, preiswert in Baumärkten zu erwerben ist und auf die entsprechende Gruppengröße zugeschnitten werden kann.

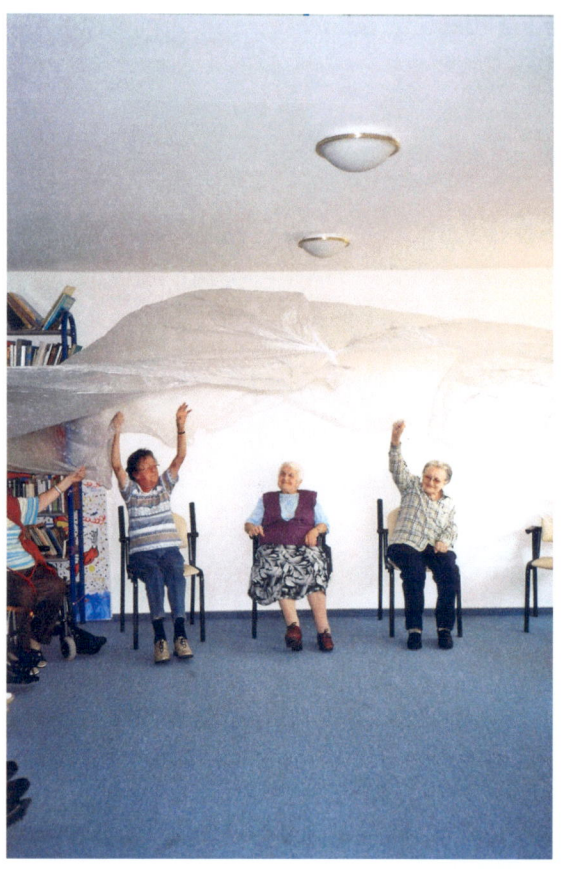

Die Teilnehmer können sich, ohne durch Farben und Formen abgelenkt zu werden, mit ihrer Wahrnehmung ganz auf die zeitlupenartige Bewegung der Plane konzentrieren. Da auch die Luftbewegung sinnlich spürbar wird, genießen viele Teilnehmer diese langsamen Bewegungen mit der entsprechend ruhigen Musik. Bisweilen neigen einige Teilnehmer dazu, über ihre physischen Grenzen hinauszugehen. Dies kann zu Verspannungen der Arm- und Schultermuskulatur führen. Deshalb sollte der Anleiter die Teilnehmer immer wieder darauf hinweisen, dass sie ihre Arme beim Festhalten abwechseln oder auch ganz einfach einmal die Plane loslassen! Sie schwebt auch ganz von selbst nach unten. Bei Einheiten mit der Plastikplane sollten entweder kurze Musikstücke ausgewählt oder längere gekürzt werden (z. B. kann das Stück *An der schönen blauen Donau* von zehn auf vier Minuten reduziert werden, indem nur die letzten vier Minuten vorgespielt werden.)

Eine andere Variante eines Schwungtuches ist ein großes Stück Vliesstoff, der zum Abdecken von Pflanzen dient und in Gartencentern erhältlich ist. Er eignet sich besonders gut zur Assoziation von Schnee und lässt sich deshalb sehr gut zu dem bekannten Schlager *White Christmas* einsetzen.

Netz:

Ein Netz, wie man es zum Schutz vor Vogelfraß für Obstbäume verwendet, bietet einen besonderen taktilen Anreiz zum Festhalten. Es ist elastisch und ermöglicht ein Hochschleudern von Luftballons, wenn alle Teilnehmer das Netz gleichzeitig ruckartig zu sich ziehen und dann wieder locker lassen. Da es aufgrund der Maschen nicht elektrostatisch aufgeladen wird, können Luftballons wie auf einem Trampolin hüpfen, sehr zur Freude der Teilnehmer. Große Heiterkeit entsteht hierbei, wie schon erwähnt, bei dem Schlager *Zwei Herzen im Dreivierteltakt*, wenn dabei zwei herzförmige Luftballons zum Walzerrhythmus tanzen.

Ein Netz weckt außerdem Assoziationen zu Meer und Seefahrt. So lässt es sich gut bei dem Schlager *Capri-Fischer* einsetzen: Auch Fischer ziehen an einem Netz!

Tau:

Ein Tau lässt man sich am besten in einer Seilerei anfertigen. Es sollte einen Durchmesser von ca. 3 cm haben und aus Naturmaterial (Sisal, Hanf) hergestellt sein. Man sollte sich ein sehr langes Tau von mindestens 10 m herstellen lassen, besser noch zwei von jeweils ca. 6 m, die dann je nach Gruppengröße zusammengeknotet werden können. Das grobe Material stellt einen ganz besonderen haptischen Reiz dar!

Blumen:

Blumen lassen sich bei einigen Schlagern als Handgeräte einsetzen. Wenn man echte, frische Blumen kauft, kann man sie anschließend den Teilnehmern schenken! Es lassen sich künstliche oder echte Tulpen oder Rosen verwenden. Bei Letzteren sollten man auf jeden Fall die Dornen entfernen und die Stiele noch einmal in dicke grüne Plastiktrinkhalme stecken, um Kratzer durch kleinste Dornen zu vermeiden.

Gold- und Silberfolienbänder:

Als Brandschutzfolien für den Erste-Hilfe-Kasten kann man diese Folien preiswert erwerben und auf die gewünschten Größen zuschneiden. In der Praxis haben sich die Maße von ca. 8–10 cm Breite und ca. 100–120 cm Länge für die Bänder bewährt.

Mit ihrem Glitzern und Rascheln stellen sie besonders zur Weihnachtszeit attraktive Handgeräte dar.

Diese Gold- und Silberfolienbänder lassen sich wie Tücher zum Walzerrhythmus schwingen oder auch hüpfend zur Musik (2/4-Takt) bewegen. Es können in der Luft Kreisbahnen oder liegende Achten beschrieben werden. Da diese Bänder relativ reißfest sind, kann man sie auch wie eine mit den Händen gehaltene Tuchkette einsetzen und gemeinsam zur Musik schwingen.

Rhythmikbänder:

Rhythmikbänder lassen sich bei sehr schneller rhythmischer Musik mit Elementen osteuropäischer Tänze einsetzen, wie z. B. *Ungarischer Tanz* von den Comedian Harmonists. Auch kann der Führungsstab mit dem Band schnell und ruckartig von oben nach unten gezogen werden, wodurch eine Art Peitschenknall ertönt (z. B. bei der *Schlittenfahrt* von Leopold Mozart). Achtung: Die Teilnehmer müssen vorher über den zu erwartenden Knall informiert und die Peitschenbewegung muss vorgeführt werden, damit sich niemand erschreckt! Das Knallen wirkt meist sehr anregend auf die Gruppenteilnehmer, und einige entwickeln dafür eine erstaunliche Geschicklichkeit.

Einen optisch hübschen Eindruck erhält man durch bunte Kreise, die durch das Kreisenlassen der Rhythmikbänder entstehen.

Rhythmikbänder mit Führungsstäben können über den Sporthandel bezogen werden. Leider sind die meisten relativ teuer und für sitzende Teilnehmer viel zu lang. Deshalb kann man sie auch leicht nach folgender Bauanleitung selbst herstellen.

Bauanleitung für Rhythmikbänder:

Material:
- eine Bambusstange von ca. 35 cm Länge und ca. 1 cm Durchmesser (im Fachhandel für Gartenbedarf erhältlich),
- ein Satinband (festes Geschenkband) von ca. 130 cm Länge und 4 cm Breite,

– ein Wirbel für Angelruten (im Fachhandel erhältlich),
– eine kleine Öse mit ca. 0,5 cm Durchmesser,
– ein Stück Draht, z. B. Blumendraht.

Werkzeug:
– eine kleine Haushaltssäge,
– eine Schere,
– eine Klebepistole,
– eine Ösenzange,
– Klarlack.

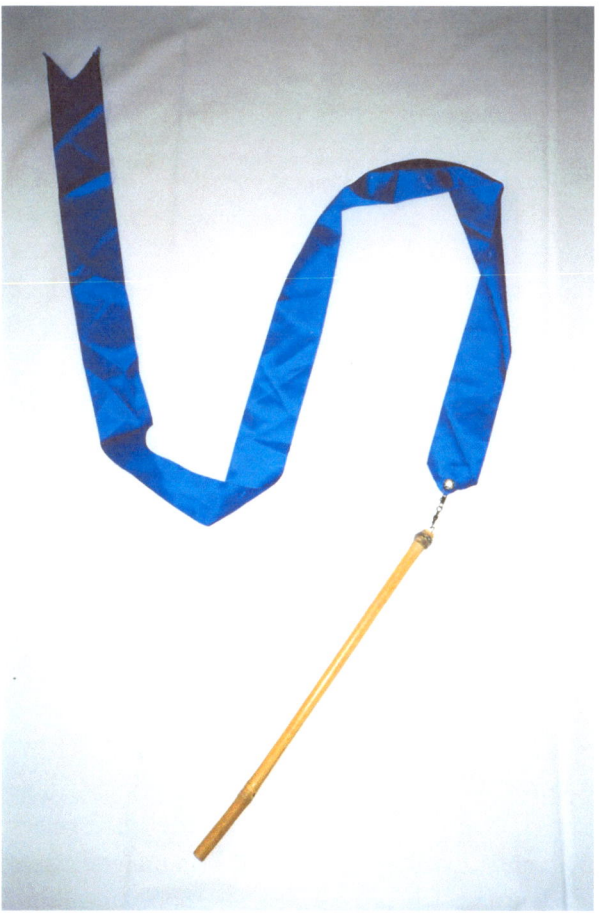

Der Bambusstab wird auf eine Länge von ca. 35 cm zugesägt, das Geschenkband auf eine Länge von ca. 130 cm zugeschnitten. Das eine Ende des Bandes wird so zugeschnitten, dass eine kleine Spitze entsteht: In diese wird mit der Ösenzange eine Öse gedrückt. Dies sollte nicht zu nahe am Rand erfolgen, damit die Öse nicht ausreißt. Am anderen Ende des Satinbandes wird eine Art Dreieck ausgeschnitten, sodass, ähnlich einem Pfeilende, ein Zacken entsteht.

Die Schnittstellen werden vorsichtig mit Klarlack betupft, damit die Rändern nicht ausfransen.
   Der Angelwirbel wird mit einem Stück Draht am Bam-

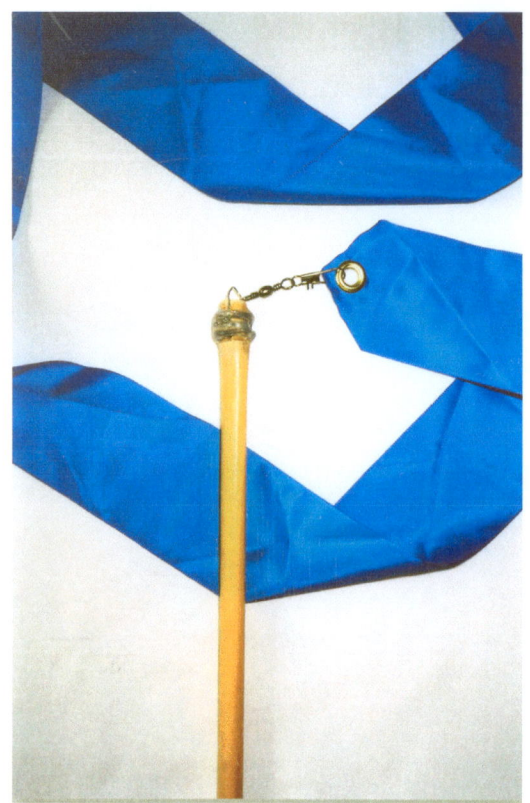

busstab befestigt: Dabei wird der Draht so durch das zuvor durchbohrte Bambusende geschoben, dass eine kleine Drahtschlaufe über das Bambusende hinausragt. Der aus der Bohrung kommende Draht wird mit dem überstehenden Draht umwickelt, damit er fest am Bambusstab anliegt. Anschließend wird das umwickelte Stück noch zusätzlich mit der Klebepistole verklebt. Dies ergibt nicht nur eine höhere Festigkeit, sondern beugt auch Verletzungen vor.

Schließlich wird das Band mit dem Bambusstab verbunden, indem der Angelwirbel an der Öse befestigt wird. Dadurch kann es sich frei drehen und schwingen.

7.2. Einsatzmöglichkeiten und Erwerb/Herstellung geeigneter Rhythmusinstrumente

Schellenringe:

Schellenringe können zu rhythmisch fröhlichen Musikstücken, z. B. mit südamerikanischem Charakter, Akzente setzen. Die Stimmung wird dadurch oft ausgelassen: Deshalb eignen sich Schellenringe besonders für das Finale einer Einheit *Bewegung mit Musik*. Durch ihre bunten Farben und den hellen rasselnden Klang wirken sie belebend, können aber auch für einige Teilnehmer eine Reizüberflutung bedeuten, was zu beachten ist! Deshalb sollte man sie auch nicht bei zu langen Musikstücken einsetzen.

Da einige der im Handel erhältlichen Schellenringe sehr laut sein können – besonders dann, wenn die Gruppe aus vielen Teilnehmern besteht –, kann man die Lautstärke durch einen kleinen Trick etwas dämpfen: Einige der rasselnden Metallplättchen können mit kleinen, auf ihre Größe zugeschnittenen selbstklebenden Filzscheiben beklebt werden – je mehr, desto stärker wird die Dämpfung! Bei Bedarf kann man diese Filzscheiben und die Klebstoffreste wieder entfernen.

Rasseln:

Mit Rasseln können rhythmische Musikstücke begleitet werden. Entweder bekommt jeder Teilnehmer eine Rassel, oder diese werden mit anderen Rhythmusinstrumenten,

z. B. Klanghölzern oder Trommeln kombiniert. Auch für Teilnehmer, die nur eine Hand bewegen können, sind Rasseln leicht zu handhaben.

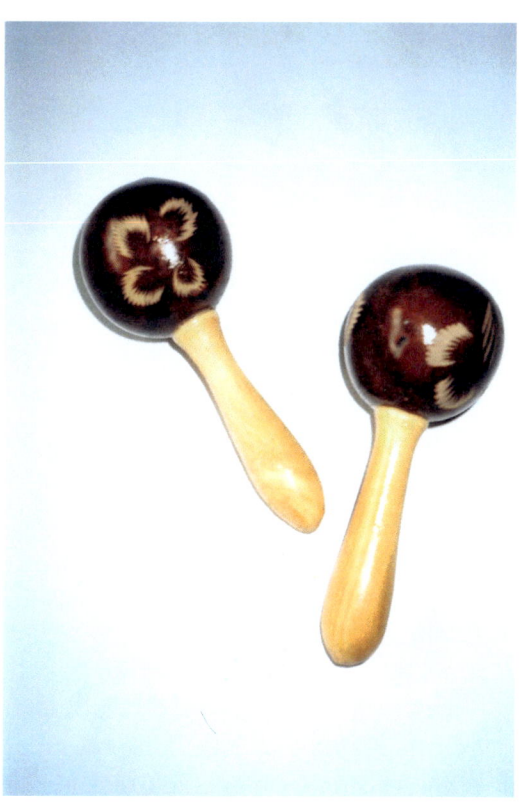

Kleine Rasseln kann man entweder im Musikgeschäft oder in sog. Dritte-Welt-Läden kaufen. Dabei sollte man naturfarbene Holzrasseln bunten (Kinder-)Rasseln vorziehen: Eine kleine Rassel wird von den Teilnehmern schon wegen ihrer Größe leicht für »Kindergartenkram« gehalten. Diesen Eindruck sollte man nicht noch durch schrille bunte Farben verstärken.

Eine andere Möglichkeit sind selbstgebaute Rasseln aus Kronkorken, die preiswert und relativ einfach herzustellen sind:

Bauanleitung für eine Rassel aus Kronkorken:

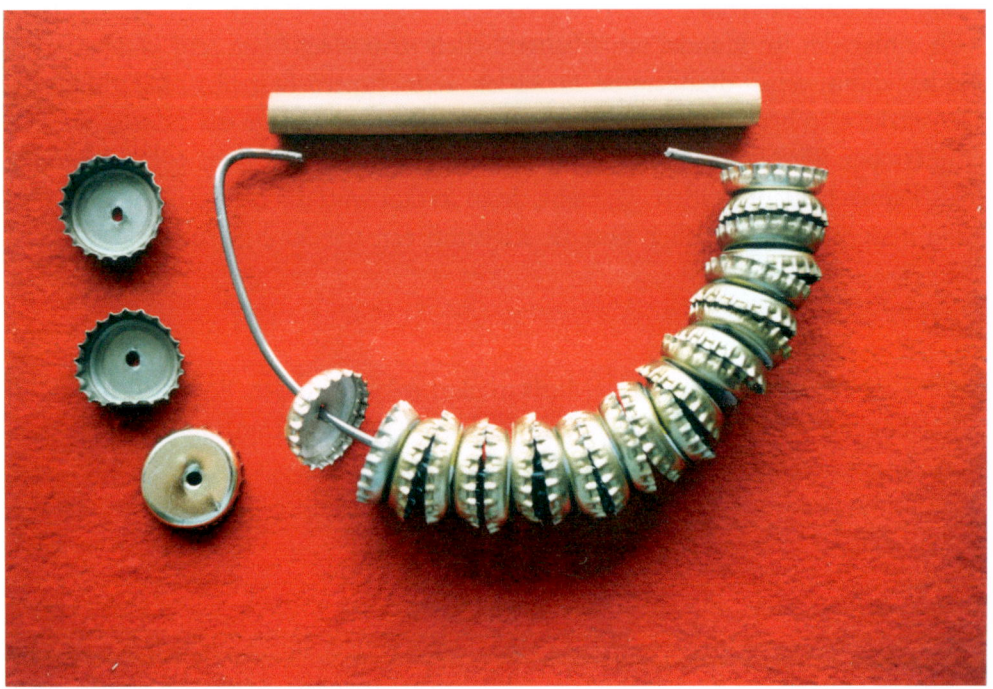

Material:
- ein Stück Draht, ca. 3 mm Durchmesser, ca. 25 cm lang,
- 20–26 Kronkorken (besonders schön sehen goldfarbene Kronkorken ohne Werbung aus!),
- ein Bambusstäbchen, ca. 0,6–0,8 cm Durchmesser, ca. 12 cm lang.

Werkzeug:
- ein Hammer,
- ein dicker Nagel (zum Löcherschlagen!),
- alternativ: eine Bohrmaschine oder ein Bohrständer mit einem Metallbohrer von 3 mm Durchmesser (**Achtung:** Beim Löcherbohren mit der Bohrmaschine besteht Verletzungsgefahr! Deshalb sollte dies nur von jemandem durchgeführt werden, dem die Handhabung vertraut ist! Auf jeden Fall müssen die Kronkorken jeweils in einen Schraubstock gespannt werden, und es sollten Schutzbrille

und Schutzhandschuhe benutzt werden!),
– eine Zange.

In die Kronkorken werden die Löcher mit einem Hammer mit Hilfe der Nagelspitze eines großen Nagels geschlagen. Nur erfahrene Handwerker sollten die Löcher mit einer Bohrmaschine in die Kronkorken bohren (s. o.!).

Der Draht wird halbkreisförmig gebogen und dann an beiden Enden jeweils im rechten Winkel mit einer Zange umgebogen.

Die Kronkorken werden durch die Löcher auf den Draht wie Perlen aufgezogen, und zwar jeweils abwechselnd mit den gezackten Rändern nach innen und nach außen. Zum Schluss werden die Drahtenden in das Bambusstäbchen geklemmt: Eventuell müssen dafür in dessen Enden kleine Löcher vorgebohrt werden.
Wichtig: Die Teilnehmer sollten einzeln vor Benutzung der Kronkorkenrasseln auf eine mögliche Verletzungsgefahr durch Kratzer hingewiesen werden!

Klanghölzer:

Klanghölzer sind bei vielen Musikstücken zur Begleitung einsetzbar, z. B. bei geraden Taktarten (2/4-, 4/4-Takt), beim Marsch oder Foxtrott, aber auch beim 3/4-Takt, wenn der erste Schlag im Takt besonders kräftig betont (laut) angeschlagen werden soll, z. B. bei einem Menuett.

Die Klanghölzer wirken durch ihren hellen Klang belebend. Sie können gut mit kleinen oder großen Bewegungen ausgeführt und außerdem mit anderen Rhythmusinstrumenten kombiniert werden.

Klanghölzer sind in Musikgeschäften erhältlich, aber auch sehr schnell und leicht selbst herzustellen.

Bauanleitung für Klanghölzer:

Material:
– ein Rundholzstab, ca. 1,8 cm Durchmesser,
– evtl. Holzwachs oder farblose Schuhcreme.

Werkzeug:
– eine Feinsäge,
– Schmirgelpapier.

Die Rundhölzer kann man in der Länge von 1 m in Baumärkten kaufen. Sie werden zu Stäben von 20 cm Länge zersägt. Die Enden werden mit Schleifpapier abgerundet. Wer möchte, kann die Hölzer noch einwachsen. Die beiden letzten Arbeitsschritte werden manchmal gerne von Teilnehmern ausgeführt! Besonders männliche Teilnehmer freuen sich mitunter, wenn es etwas zu werkeln gibt.

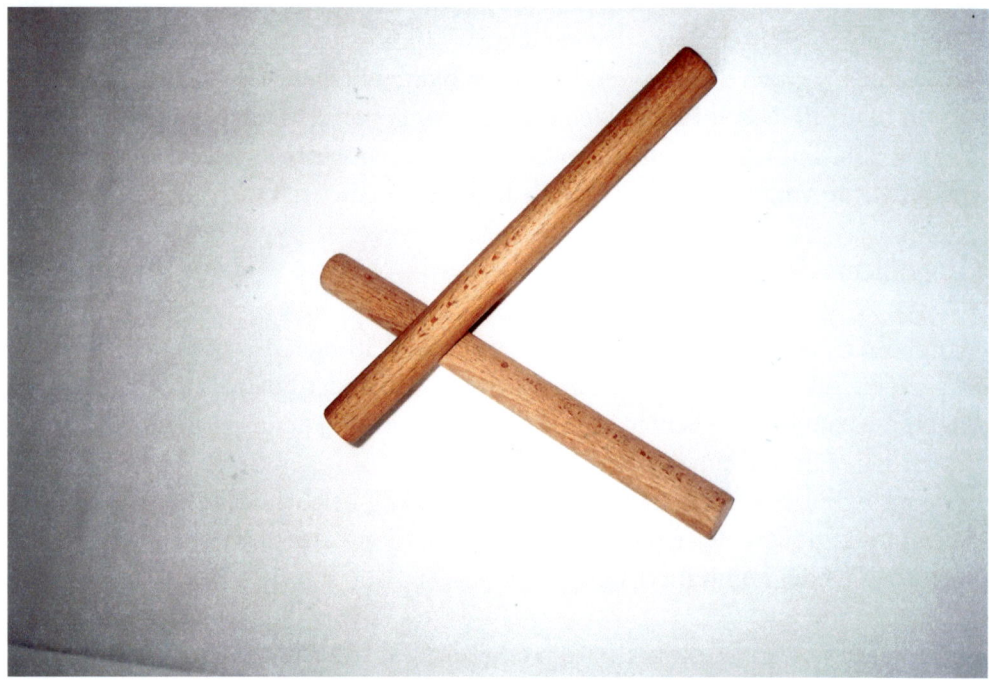

Holzblock-/Röhrentrommel:

Durch Anschaffung einer oder mehrerer Holzblock- oder Röhrentrommeln können weitere Klanganreize geschaffen werden. Der Einsatz entspricht dem der Klanghölzer.

Triangel/Fingercymbeln:

Ein Triangel bietet einen ganz besonderen klanglichen Reiz, sollte aber nur äußerst sparsam und von rhythmussicheren Teilnehmern gespielt werden, da dieser helle Klang ansonsten schnell unangenehm werden kann! Besser sollte der Anleiter das Instrument selbst spielen oder gar nicht einsetzen. Auch Fingercymbeln, kleine Becken, sollten nur zart mit einem Schlegel angeschlagen werden.

Pauke/Handtrommel und Percussioninstrumente:

Die Pauke und/oder Handtrommel sollte zusammen mit anderen Rhythmusinstrumenten (Percussion) zum Finale zum Einsatz kommen. Diese relativ großen Rhythmusinstrumente ziehen viel Aufmerksamkeit auf sich und können das Selbstwertgefühl stärken. Doch auch hier ist es wichtig, die Instrumente nur rhythmussicheren Teilnehmern anzuvertrauen, damit kein störender Dauerkrach entsteht. Durch genaues Beobachten der Teilnehmer beim Musizieren wird man bald genug Erfahrung gesammelt haben, um ihre Rhythmusfähigkeit einschätzen zu können. Es gibt durchaus dementiell beeinträchtigte Teilnehmer mit sehr sicherem Rhythmusgefühl.

8. Das Angebot *Bewegung mit Musik*

Aus der ursprünglichen Sitzgymnastik mit einigen Musikanteilen hat sich dieses Angebot mit den Schwerpunkten Bewegung und Musik und einem nur geringen verbalen Anteil entwickelt. Tanz oder Bewegungsimprovisationen zur Musik als Ausdruck der eigenen Befindlichkeit sollen dabei im Vordergrund stehen. Dieses freiwillige Zusammenkommen und gemeinsame Schwingen, Schunkeln, Tanzen und Lachen ist eben gerade nicht Training, Therapie, Krankengymnastik und Pflicht, sondern jedes Mal ein kleines Fest, ein gemeinsames Feiern und Fröhlichsein mitten im Alltag und somit ein Stück Normalität.

Die einzelnen Einheiten des Angebots *Bewegung mit Musik* dauern maximal ca. 30 Minuten, was sich in der Praxis bewährt hat. Während dieser Zeit werden etwa sieben Musiktitel vorgespielt. Die Einheiten können aber auch je nach Befindlichkeit und Tagesform der Teilnehmer gekürzt werden, um eine mögliche Überforderung zu vermeiden. Sie können entweder unter einem weit gefassten musikalischen Thema, wie z. B. *Schlager* oder *Klassik*, oder unter einem eher inhaltlich ausgerichteten Thema, wie z. B. *Frühling, Meer* oder *Weihnachtszeit*, zusammengestellt werden.

Durch die am Ende des Buches aufgeführten Musikstücke mit entsprechenden Bewegungs- und Begleitsymbolen lassen sich auch immer wieder neue, individuell auf die Teilnehmer abgestimmte Einheiten zusammenstellen.

Grundsätzlich sollte dabei eine gewisse Struktur beachtet und eine Balance zwischen Anregung und Entspannung eingehalten werden. Um eine Überforderung der Teilnehmer einerseits und ein Nachlassen ihrer Konzentration andererseits zu verhindern, haben sich folgende **Wechsel** bewährt:

Wechsel in Bezug auf **Dynamik:**
schnell/belebend – langsam/entspannend

Wechsel in Bezug auf **Rhythmus:**
Marsch/Foxtrott (gerade Taktart) – Walzer (3er-Takt)

Wechsel in Bezug auf das **Erleben:**
Gruppe (z. B. Tuchkette) – Einzelimprovisation (z. B. Chiffontuch)

Immer, wenn die Musik zu einer freien Improvisation einlädt oder keine Gruppenverbindung durch eine Tuchkette o.ä. besteht, kann der Anleiter kurze Einzelkontakte mit den Teilnehmern initiieren.

Für diese kurze Einzelbegegnung soll im Folgenden der häufig verwendete englischsprachige Ausdruck *one-to-one-setting* (nach DeBolt & Kastner; vgl. Literaturhinweise im Anhang) benutzt werden, da er diesen individuellen Aspekt inmitten des Gruppengeschehens besonders hervorhebt.

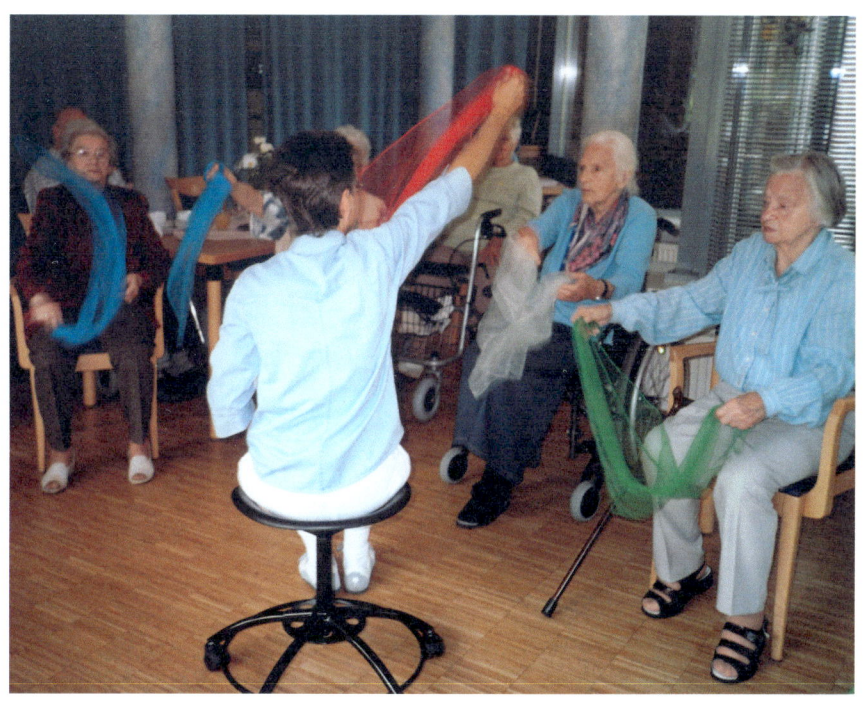

8.1. Der *rollende Hocker*

Eine geeignete Voraussetzung für eine Begegnung auf gleicher Ebene mit einem sitzenden Teilnehmer bietet ein Hocker auf Rollen. So ein Hocker wird z. B. auch von der kanadischen Musiktherapeutin Susan Summers eingesetzt. Dies kann ein Bürostuhl sein, bei dem man für mehr Bewegungsfreiheit die Armlehnen entfernt hat. Ich benutze einen Hocker, der an einen Traktorsitz erinnert, was eine Teilnehmerin, die in der Landwirtschaft gearbeitet hatte, richtig erkannte und kommentierte: »Das sieht ja aus wie ein Traktor!«

Als Anleiter auf dem *rollenden Hocker* mit den Teilnehmern im Kreis zu sitzen ist nicht nur solidarisch – besonders mit allen, die im Rollstuhl sitzen müssen –, sondern ermöglicht es auch, bequem von einem Teilnehmer zum nächsten zu fahren und, ohne den Rücken zu krümmen, in Augenkontakt zu bleiben: Anleiter und Teilnehmer begegnen sich auf gleicher Höhe. Bisweilen gibt es auch zusätzliche Lacher, wenn man gegen Ende eines Musikstückes mit Schwung wieder an seinen Platz im Stuhlkreis zurückrollt.

8.2. *One-to-one-setting* (Kurze Einzelbegegnung)

Die kurze Einzelbegegnung mit einem Teilnehmer aus der Gruppe ermöglicht es innerhalb des Gruppenangebots, für einen Moment intensiv miteinander in Beziehung zu treten. Die Individualität und die momentane Befindlichkeit können gespiegelt, gefördert und gestärkt werden. Es ergeben sich vielfältige *nonverbale Interaktionsmöglichkeiten*. Einige Beispiele mögen dies verdeutlichen:

Mit Klanghölzern:

Bei der rhythmischen Begleitung mit Klanghölzern kann der Anleiter im wahrsten Sinne des Wortes bei dem einzelnen Teilnehmer *anklopfen* und ihm seine Klanghölzer entgegenstrecken: Meist wird mit einem Lächeln zurückgeklopft.

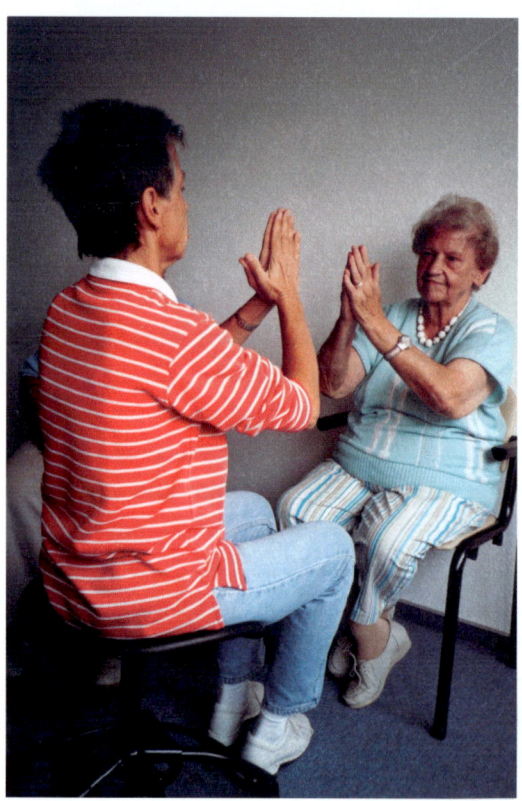

Mit Bein- oder Fußbewegungen:

Der Anleiter rollt auf dem Rollhocker zu dem jeweiligen Teilnehmer und marschiert mit seinen Beinen/Füßen auf der Stelle vor den Füßen des Teilnehmers. Häufig beginnt dieser spontan, die Bewegungen nachzuahmen. Auch das abwechselnde Aufsetzen von Ferse und Fußspitze unmittelbar vor dem Teilnehmer wird oft mit Nachahmung beantwortet. Dies alles geschieht nonverbal!

Mit den Händen:

Bei Tangomusik kann der Anleiter in seine eigenen Hände klatschen und dann abwechselnd mit seiner rechten Hand auf die rechte Hand des Teilnehmers, wieder in die eigenen Hände und schließlich auf die linke Hand des Teilnehmers klatschen, und wieder von vorne.

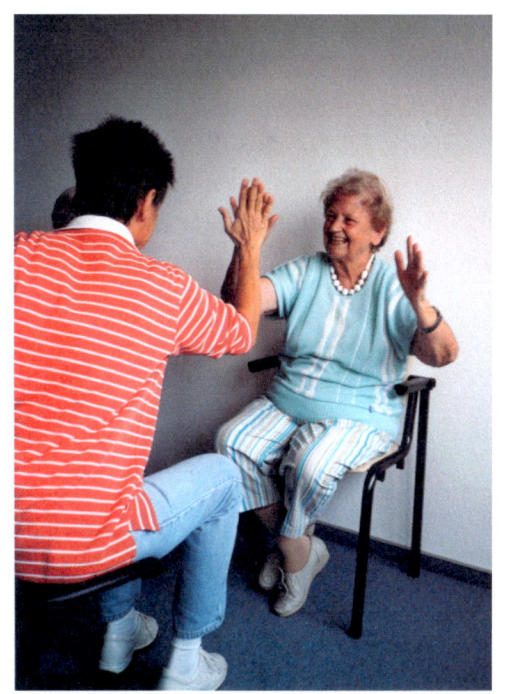 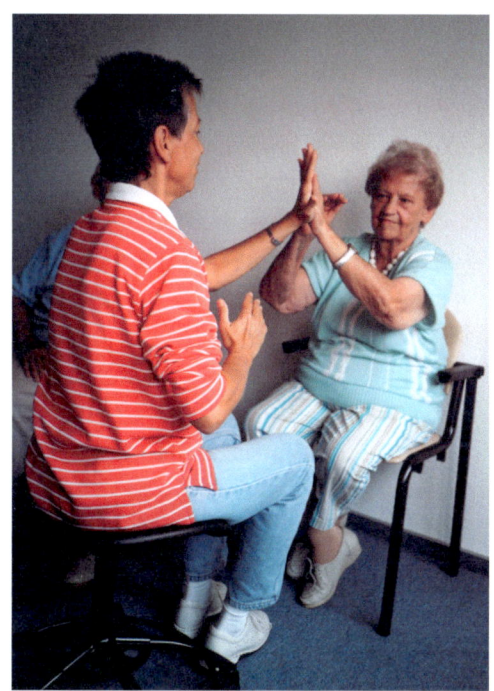

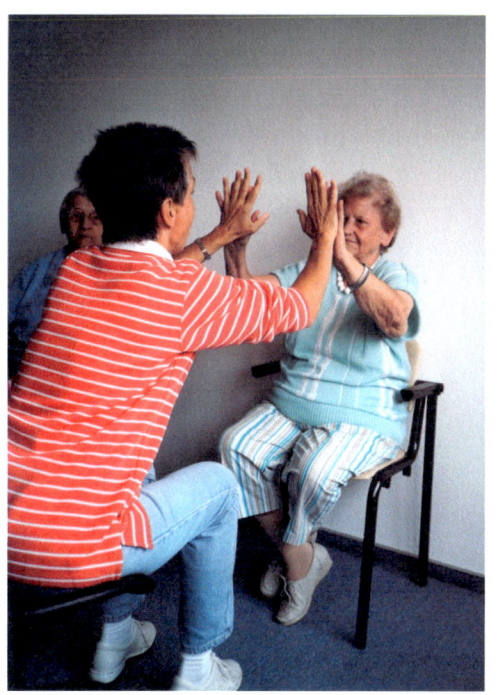 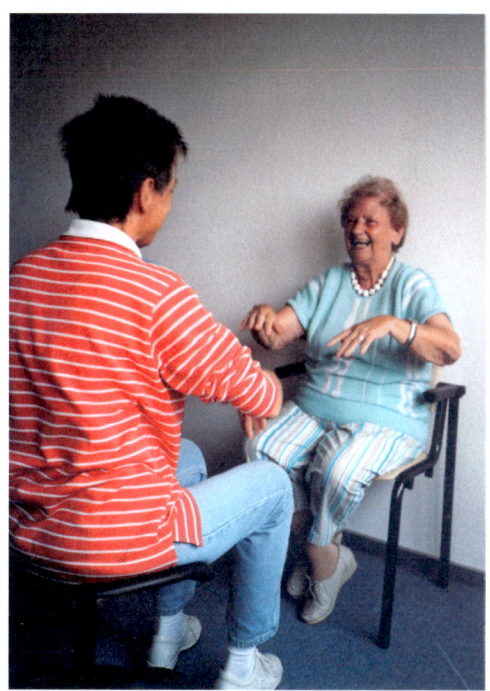

Diese Art zu klatschen ist häufig noch aus Kindertagen bekannt und deshalb auch bei vielen dementiell Erkrankten noch fest im Langzeitgedächtnis verankert und abrufbar. Sollte einem Teilnehmer diese Abfolge des Händeklatschens bei gestörter Koordination, z. B. nach einem Schlaganfall mit Halbseitenlähmung, nicht mehr möglich sein, so kann der Anleiter flexibel etwas anderes im gleichen Rhythmus klatschen, z. B. immer wieder gleichzeitig auf beide Hände des Teilnehmers.

Mit Chiffontüchern:

Auch mit Chiffontüchern lassen sich interessante Interaktionen initiieren. Zunächst sollte der Anleiter zur Kontaktaufnahme den Tuchbewegungen des Teilnehmers folgen. Dabei kommt es häufig zu einem ermunternden Blickkontakt. Bisweilen

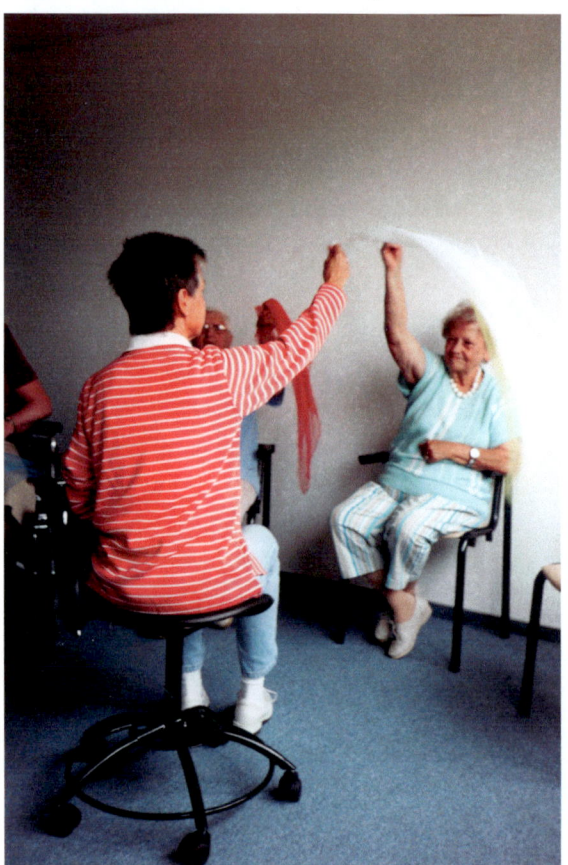

probiert dann ein Teilnehmer von sich aus eine neue Bewegungsrichtung aus, der der Anleiter folgen kann.

Hat sich durch diese Interaktion Vertrauen in das partnerschaftliche Miteinander entwickelt, kann der Anleiter das Risiko eingehen, die Richtung zu wechseln. Meist wird der Teilnehmer versuchen, mit seinem Tuch dem Tuch und der Bewegung des Anleiters zu folgen.

Es entsteht ein *Tanz der Tücher*, ein farbenfrohes Zwiegespräch, ganz ohne Worte, das meist nur einige Sekunden dauert. Tatsächlich ist dieser nonverbale Kontakt ein ganz intensiver Austausch zwischen zwei gleichberechtigten Partnern im *Hier und Jetzt*!

Mit dem Luftballon (ohne Hocker):
Nur bei der *Luftballonrunde* zu Beginn einer Einheit wird der rollende Hocker nicht benutzt. Der Anleiter tippt reihum jedem Teilnehmer gezielt den Luftballon zu. Da dieser von den Teilnehmern oft in sehr verschiedene Richtungen zurückgetippt wird, ist hierbei die größere Beweglichkeit eines Fußgängers erforderlich!

8.3. Ablauf einer Einheit *Bewegung mit Musik*

Für den Ablauf der Einheiten empfiehlt sich ein immer wiederkehrendes Grundgerüst. Dieser mit der Zeit vertraute, ritualisierte Ablauf kann gerade dementiell erkrankten Teilnehmern Sicherheit geben. Ein Wechsel von Musikstücken mit unterschiedlichem Charakter setzt immer wieder kurze neue Akzente, die der kurzen Aufmerksamkeitsspanne von dementiell erkrankten Menschen gerecht werden, und beugt einer Reizüberflutung durch z. B. zu lang andauernde sehr schnelle Musik vor.

So gibt es jedes Mal am Anfang eine Begrüßungsrunde mit fröhlich beschwingter Musik und einem Luftballon. Dieser wird vom Anleiter, der dazu im Kreis umher geht, zu jedem einzelnen Teilnehmer getippt. Dabei kann jeder mit seinem Namen angesprochen und begrüßt werden. Meist wird der Luftballon spontan reflexartig zurückgetippt. Erfolgt jedoch keine Reaktion, weil jemand sehr in sich gekehrt oder sehr schläfrig ist, so kann er leise persönlich und mit Blickkontakt – für den der Anleiter eventuell in die Knie gehen sollte – angesprochen werden. Auch wenn sich dieser Teilnehmer vielleicht dieses Mal nicht aktiv beteiligen möchte, darf er dabei bleiben und sich als Teil der Gemeinschaft fühlen.

Sollte ein Teilnehmer jedoch verbal oder nonverbal deutlich signalisieren, dass er nicht an dem Angebot teilnehmen möchte, weil es ihm vielleicht zu laut ist oder ihm die vielen anderen Teilnehmer Angst machen und eine Reizüberflutung darstellen, so ist darauf Rücksicht zu nehmen und diese Willensäußerung zu respektieren. Der Anleiter sollte dafür sorgen, dass er die Gruppe ruhig und angemessen verlassen kann.

Durch die Begrüßungsrunde wird die Aufmerksamkeit der meisten Teilnehmer auf das gemeinsame Geschehen gelenkt. Danach gibt es meist einen Musiktitel, der zu Beinbewegungen anregen soll. Dies mache ich mit kurzen Sätzen transparent: »Jetzt gibt es einen Marsch, damit wir unseren Kreislauf in Schwung bringen! Sicherlich kennen Sie den Schlager von Heinz Rühmann, *Ein Freund, ein guter Freund …*«

Dazu sitze ich zunächst gemeinsam mit den anderen Teilnehmern im Stuhlkreis und bewege meine Beine/Füße: Beispielsweise marschiere ich oder strecke ein Bein nach vorne und setze dort die Ferse auf den Boden. Zwischendurch fahre ich auf dem *rollenden Hocker* zu jedem einzelnen Teilnehmer und versuche mit ihm in ganz persönlichen Kontakt zu treten und ihn zur Bewegung zu motivieren. Wichtig: Niemand darf bei diesen Einzelbesuchen vergessen werden! Bei sehr großen Gruppen oder solchen mit sehr stark beeinträchtigten Teilnehmern sollten zwei Anleiter ihre Einzelbegegnungen in gegensätzlichen Richtungen starten.

Zur Erholung nach der Kreislaufaktivierung kann eine schwingende Walzermusik gespielt werden, die zur Bewegungsimprovisation mit Chiffontüchern einlädt. Auch hierbei ist eine Begegnung im *one-to-one-setting* möglich.

Nach diesen Einzelimprovisationen bietet das gemeinsame Bewegen mit einer *Tuchkette* eine willkommene Abwechslung. Dazu eignet sich ein schnellerer Walzer.

Um den Hörsinn noch einmal besonders zu aktivieren, können als Nächstes zusätzlich Klanghölzer zur rhythmischen Begleitung eingesetzt werden. Da viele Teilnehmer Hörgeräte tragen und/oder schnell von Reizen überfordert werden, sollte aber pro Einheit nur ein Musikstück mit Klanghölzern begleitet werden.

Das Einsammeln der Klanghölzer und ein folgendes Musikstück ohne Instrumentenbegleitung gönnen den Ohren eine Ruhepause. So kann z. B. ein Tango, der zum Mitsingen und Händeklatschen animiert, neue Impulse bringen.

Dabei bringen besonders Einzelbegegnungen mit Händeklatschen (ein direkter, gesellschaftlich tolerierter Körperkontakt!) viel Spaß!

Allmählich nachlassender Konzentration kann durch neue visuelle und/oder akustische Reize entgegengewirkt werden. Ein dynamisches Musikstück mit flottem Rhythmus kann mit Schellenringen oder Rhythmikbändern oder mehreren unterschiedlichen Rhythmusinstrumenten begleitet werden. So können jetzt auch Handtrommel, Pauke, Klanghölzer, Rasseln usw. zum Einsatz kommen.

Dies stellt oft schon einen kleinen Höhepunkt innerhalb der Einheit dar. Je nach Stimmung der Gruppe kann so ein Höhepunkt auch als *Finale* die Einheit beschließen. Oft ist aber ein gemeinsamer, beschwingter Ausklang mit *Tuchkette, Tau* oder *Plastikplane* eher angebracht, lässt er doch die an- und aufgeregten Gemüter wieder etwas zur Ruhe kommen und fördert die Gemeinsamkeit.

Es lohnt sich, für diese Abschlussmusik einen musikalischen *Ohrwurm* auszuwählen, da die Teilnehmer diese Melodie oft noch mitnehmen und weitersummen! Gut geeignet ist hierfür ein fröhlicher Walzer, den ich für einen *Stimmungsaufheller ohne Nebenwirkungen* halte: So kann unser Gehirn nachweisbar, durch Musik angeregt, Glückshormone (Endorphine) ausschütten!

Wenn das letzte Stück beendet ist, verabschiedet sich der Anleiter von den Teilnehmern und bedankt sich bei ihnen fürs Mitmachen.

Teil 2: Praxisbeispiele

40 Einheiten *Bewegung mit Musik*

Bei den folgenden 40 musikalischen Bewegungseinheiten werden zunächst für jede Einheit die Musiktitel genannt, größtenteils mit den Namen der bekanntesten Interpreten und dem Erscheinungsjahr versehen. Diese Angaben sind jedoch ohne Gewähr. Vom Anleiter können diese zusätzlichen Angaben vor dem Abspielen genannt werden, um den Teilnehmern einen historischen Bezug zu geben. (Natürlich wurden manche Schlager von verschiedenen Künstlern interpretiert – die Komponisten werden, soweit bekannt, im Anhang erwähnt). Zusätzlich sind alle Musiktitel mit einem Symbol für die vorgeschlagene Bewegung bzw. die Musikinstrumente versehen. (Ausnahme: Tau, da dieses Handgerät nur bei den beiden Einheiten Meer & Seefahrt verwendet wird). Anschließend werden einige Anmerkungen, Besonderheiten und Tipps zur Durchführung gegeben. Jeder Anleiter mag dabei Schwerpunkte setzen, die den Fähigkeiten und Vorlieben seiner Gruppenteilnehmer entsprechen.

Die erste Einheit (Schlagermischung 1) ist bewusst sehr detailliert beschrieben, um einen Eindruck zu vermitteln, wie eine Einheit *Bewegung mit Musik* ablaufen kann.

1. Schlagermischungen allgemein

1: Schlagermischung 1
(mit ausführlicher Beschreibung zur Durchführung der Einheit)

*1. **Charmaine** (Orchester Claudius Alzner)
Luftballon

*2. **Mir geht's gut!*** (Heinz Rühmann & Hertha Feiler, 1940)
Marschieren

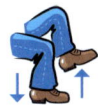

*3. **Ein Walzer für dich*** (Herbert Ernst Groh, 1934)
Tuchkette

*4. **Ich bin ja heut' so glücklich*** (Renate Müller, 1931)
Klanghölzer

*5. **Valencia*** (Jean Löhe, 1925)
Schellenringe

*6. **Roter Mohn*** (Bruno Saenger, 1938)
Klatschen

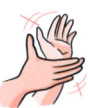

*7. **Wenn am Sonntagabend die Dorfmusik spielt***
(Die Chiemgauer, 1933)
Percussion

Anmerkungen, Hinweise & Tipps zur Durchführung dieser Einheit:

Vorbereitung:
Es wird ein Stuhlkreis aufgestellt und angeordnet. Der CD-Spieler sollte sich in

der Nähe des Anleiters befinden, damit er sofort nach Ende eines Musikstückes ausgeschaltet werden kann.

Wichtig: Es ist darauf zu achten, dass schwerhörige Teilnehmer möglichst nah an den Lautsprechern sitzen!

Zu 1.:
Ansage (Vorschlag):
»Ich begrüße Sie ganz herzlich! Für unsere Luftballonrunde habe ich Ihnen heute ein Musikstück mitgebracht, das Sie vielleicht schon einmal im Radio gehört haben. Es heißt *Charmaine.*«

Aktion:
Ein Luftballon wird reihum zu jedem Teilnehmer getippt.

Zu 2.:
Ansage:
»Jetzt möchte ich unseren Kreislauf in Schwung bringen! Dafür habe ich einen Marsch ausgesucht. Den hat Heinz Rühmann zusammen mit seiner Frau Hertha Feiler gesungen. Er heißt: *Mir geht's gut!*«

Aktion:
Zunächst setzt sich der Anleiter auf seinen Platz in den Kreis zwischen die Teilnehmer und marschiert mit. Gleichzeitig sagt er verbal, was er macht:

Ansage:
»Sie können dazu marschieren, entweder zuerst mit einem Bein und dann mit dem anderen, oder abwechselnd mit beiden.« (Der Anleiter demonstriert diese Bewegungen.) »Sie können auch mal ein Bein nach vorne strecken –« (der Anleiter führt dies vor) »– und die Ferse aufsetzen.« (Auch dies wird beim Sprechen demonstriert.) »Dann das andere Bein, Hauptsache, wir bringen unseren Kreislauf in Schwung! Es reicht jedoch auch, wenn Sie nur ein Bein bewegen!«

Aktion:
Der Anleiter fährt auf dem rollenden Hocker jeweils zu den einzelnen Teilnehmern

und bewegt seine Beine direkt vor ihren. Häufig reicht diese nonverbale Motivation, ganz ohne Worte!

Zu 3.:
Ansage:
»Für die nächste Musik können Sie sich ein Tuch in Ihrer Lieblingsfarbe aussuchen!«

Aktion:
Der Anleiter geht mit einem Körbchen mit Chiffontüchern zu den einzelnen Teilnehmern und lässt jeden ein Tuch auswählen.

Ansage:
»Jetzt möchte ich gemeinsam mit Ihnen eine Tuchkette herstellen. Nehmen Sie Ihr Tuch jeweils in die rechte Hand, den Tuchzipfel von Ihrem Nachbarn in die linke Hand.«

Aktion:
Der Anleiter geht reihum zu jedem Teilnehmer und gibt Hilfestellung, was meist auch nötig ist. Dabei wiederholt er die Anweisungen: »Ihr Tuch in die rechte Hand, den Tuchzipfel vom Nachbarn in die linke Hand …«
   Bei Teilnehmern, die nicht mit beiden Händen zugreifen können, wird das Tuch z. B. an der Armlehne des Stuhls oder Rollstuhls festgebunden.
   Wenn die Tuchkette geschlossen ist, wird der CD-Spieler eingeschaltet, der Anleiter setzt sich an seinen Platz zwischen die Teilnehmer, greift die Tuchzipfel und schwingt mit.

Ansage:
Zwischendurch kann man sagen: »Sie können auch mal nach oben schwingen!« (Dabei sollte man dies selbst mit dem Tuch sehr deutlich tun!) Diese Richtungswechsel können Verspannungen vorbeugen.

Aktion:
Nach Ende des Musikstückes werden die Tücher wieder mit dem Körbchen

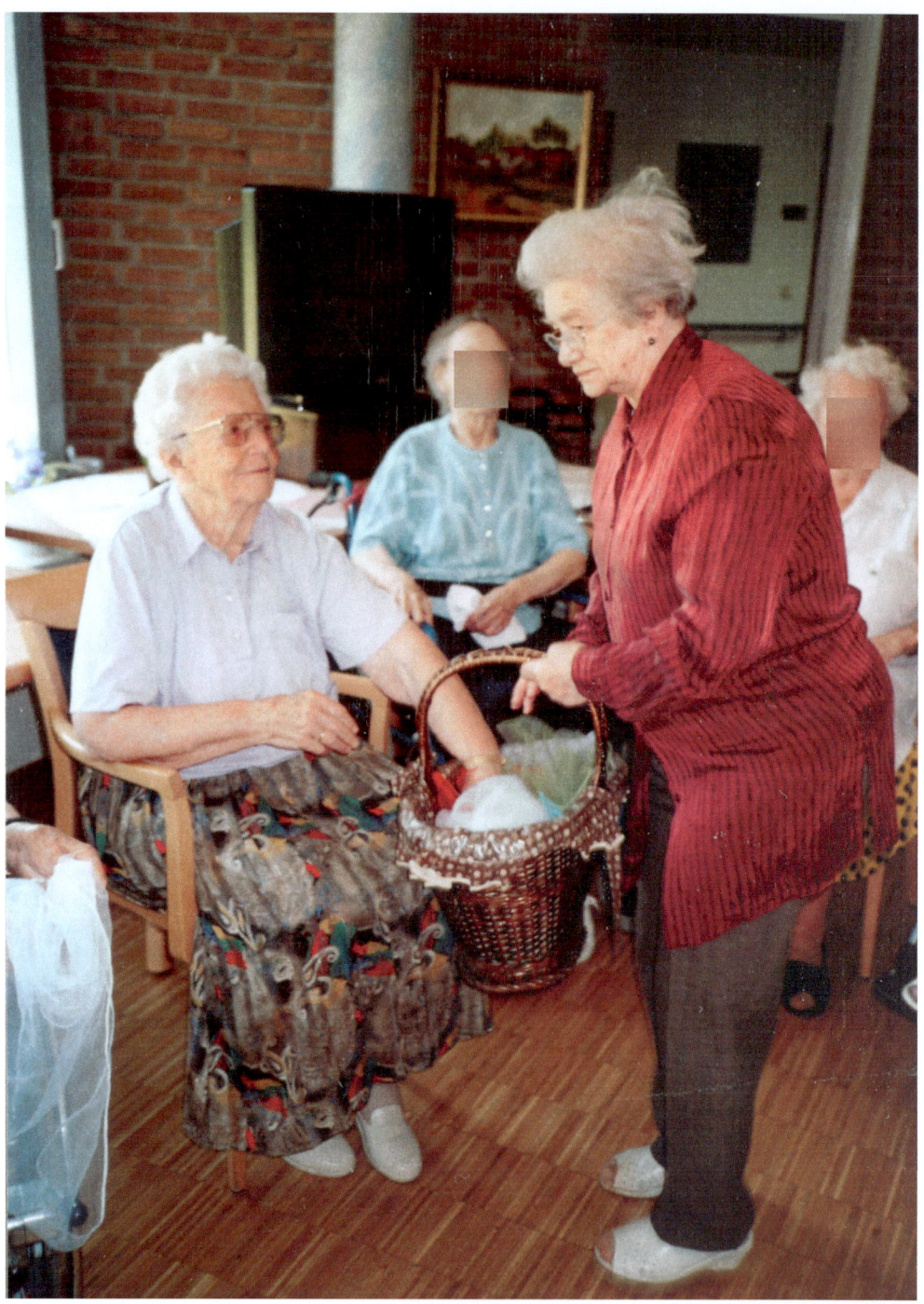

eingesammelt. Oftmals übernimmt einer der Teilnehmer von sich aus sehr gerne diese Aufgabe!

Zu 4.:
Ansage:
»Jetzt möchte ich gemeinsam mit Ihnen ein Musikstück begleiten! Dafür bekommt jeder zwei Klanghölzer!«

Aktion:
Der Anleiter verteilt die Klanghölzer und geht dabei reihum zu jedem Teilnehmer. Teilnehmer, die nur eine Hand bewegen können, bekommen gezeigt, wie sie z. B. auf die Armlehne des Stuhls oder Rollstuhls klopfen können oder wie sie, wenn sie mögen, die ganze Gruppe dirigieren können.

Ansage:
»Jetzt kommt ein flottes Lied, vielleicht kennen Sie es? *Ich bin ja heut' so glücklich …* Wenn Sie Lust haben, können Sie auf die Silben *glück-lich* klopfen.« (Dabei sollte man jede Silbe betonen und bei jeder einmal klopfen. Dies wiederholt man und ermuntert die Teilnehmer durch Blicke, mitzumachen.) »So, nach dieser Übung kann es losgehen!«

Aktion:
Der Anleiter, der zwischen den Teilnehmern im Kreis sitzt, klopft die beiden Hölzer aneinander und betont durch besonders lautes Klopfen jedes Mal die Silben *glück-lich*. Nach dem Ende der Musik und dem Ausschalten des CD-Spielers werden die Klanghölzer eingesammelt. Sollte ein Teilnehmer seine Hölzer festhalten und nicht hergeben wollen, so kann man diese oft im *Tauschhandel* gegen die im Folgenden eingesetzten Handgeräte eintauschen.

Zu 5.:
Ansage:
»Jetzt wird es temperamentvoll: Mit den Schellenringen möchte ich mit Ihnen den Schlager *Valencia* begleiten. Valencia ist eine Stadt in Spanien, da passen Schellenringe ganz gut!«

Aktion:

Die Schellenringe werden verteilt, dabei erklärt und zeigt der Anleiter den Teilnehmern die Handhabung: »Es ist besser, auf den Daumenballen zu klopfen, da ist viel Fleisch, das tut nicht weh!« Während die Musik spielt, bleibt er zunächst im Stuhlkreis zwischen den Teilnehmern sitzen und klopft auf seinen Schellenring. Wenn die Gruppenbewegung in Gang gekommen ist, kann er auf dem Hocker zu den einzelnen Teilnehmern fahren und im *one-to-one-setting* agieren.

Zu 6.:
Ansage:

»Ich glaube, jetzt brauchen unsere Ohren wieder etwas Ruhe! Deshalb lassen wir jetzt die Instrumente weg und klatschen in unsere Hände. Ich spiele Ihnen jetzt den bekannten Tango *Roter Mohn* vor: Wer möchte, kann auch mitsingen!«

Aktion:

Beim Erklingen der Musik klatscht der Anleiter dem Rhythmus entsprechend in die Hände. Dann beginnt er auf dem rollenden Hocker die *one-to-one*-Runde und hat dabei mit jedem Teilnehmer Blick- und Handkontakt, was oft Heiterkeit auslöst. Die genaue Beschreibung des partnerschaftlichen Händeklatschens ist in Teil 1, Abschnitt 8.2 zu finden.

Zu 7.:
Ansage:

»Zum sogenannten Finale können wir noch einmal richtig laut werden!«

Aktion:

Der Anleiter verteilt die Instrumente gezielt; die lauten wie z. B. die Pauke sollten rhythmussichere Teilnehmer bekommen. Dennoch sollte man versuchen, jedem Wahlmöglichkeiten zu lassen. Der Anleiter selbst wählt oft ein Instrument, das übrig geblieben ist. Beim Finale bleibt er im Stuhlkreis zwischen den Teilnehmern sitzen, um das abschließende Gruppenerlebnis nicht zu unterbrechen.

Zum Schluss verabschiedet er sich bei den Bewohnern und dankt ihnen für das Mitmachen.

Bei den folgenden 39 Bewegungseinheiten werden zur Übersichtlichkeit und schnelleren Durchführung einer Einheit jeweils auf der *linken Seite des Buches die Musiktitel* mit ihren entsprechenden Symbolen genannt, auf der *rechten Seite* die **Anmerkungen, Hinweise und Tipps** dazu.

2: Schlagermischung 2

1. *Man müsste noch mal zwanzig sein* (Hans Werner Jürgens)
Luftballon

2. *Ein Freund, ein guter Freund* (Willy Fritsch, 1930)
Beinbewegungen

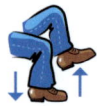

3. *Ich weiß, es wird einmal ein Wunder gescheh'n* (Zarah Leander, 1942)
Chiffontücher

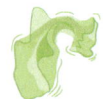

4. *In einer kleinen Konditorei* (Heinz Maria Lins, 1928)
Klatschen

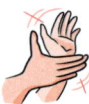

5. *Die Julischka aus Budapest* (Schuricke-Terzett, 1937)
Schellenringe

6. *Dein ist mein ganzes Herz* (Joseph Schmidt, 1929)
Plastikplane

7. *Zwei Herzen im Dreivierteltakt* (Leo Moll, 1930)
Netz mit zwei Luftballonherzen

Anmerkungen & Tipps zu 2:

Zu 1.:
Dieses Lied summen die meisten Teilnehmer meiner Gruppe spontan mit.

Zu 2.:
Dieser Schlager ist vielen Teilnehmern vertraut. Bekanntheitsgrad und Rhythmus motivieren zum Marschieren!

Zu 3.:
Zarah Leander ist den meisten Teilnehmern durch ihre charakteristisch tiefe Stimme bekannt. Meist summen einige spontan mit.

Zu 4.:
Wenn ein Tango bekannt ist, dann dieser!

Zu 5.:
Wechselnde Dynamik: Während des langsameren Teils können die Schellenringe mit beiden Händen vom Körper weg nach vorne gestreckt werden. Der schnelle Teil wirkt durch das Rasseln der Schellenringe als Wachmacher!

Zu 6.:
Das sehr langsame Schweben der Plastikplane passt gut zu dem Lied aus der Operette *Land des Lächelns* von Franz Lehár.

Zu 7.:
Die hüpfenden Herzen auf dem als Trampolin benutzten Netz lösen viel Heiterkeit aus.

3: Schlagermischung 3

*1. **Schau mich bitte nicht so an*** (Detlev Lais)
Luftballon

*2. **Haben Sie schon 'mal im Dunkeln geküsst?*** (Evelyn Künneke, 1943)
Beinbewegungen

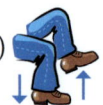

*3. **Wenn der weiße Flieder wieder blüht*** (Richard Tauber, 1928)
Chiffontücher

*4. **In der Nacht ist der Mensch nicht gern alleine*** (Marika Rökk, 1944)
Klatschen

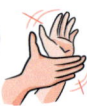

*5. **Fahr mich in die Ferne*** (1937)
Tau

*6. **Sportpalast Walzer*** (Alexander Fleßburg, 1933)
Tuchkette

*7. **So viel Schwung*** (Lonny Kellner, Peter René Körner
& Willy Hofmann, 1949)
Percussion

Anmerkungen & Tipps zu 3:

Zu 1.:
Auch hierbei summen oft einige Teilnehmer mit.

Zu 2.:
Dieser Schlager geht nicht nur wegen seines Rhythmus in die Beine, sondern auch durch die flotte Interpretation von Evelyn Künneke.

Zu 3.:
Auch diese Melodie ist ein Ohrwurm, und Richard Tauber ist auch den ältesten Teilnehmern bekannt.

Zu 4.:
Viele Schlager von Marika Rökk sind durch ihre Revuefilme sehr populär geworden.

Zu 6.:
Dieser Titel ist nicht nur Berlinern bekannt. Mit einer robusten Baumwolltuchkette wird hier mit kräftigen und schwungvollen Bewegungen geschunkelt!

Zu 7.:
Bei diesem fröhlichen Lied kann jeder mit einem selbst gewählten Rhythmusinstrument auf seine Art mitmachen.

4: Schlagermischung 4

1. *Das Licht geht aus* (Heinz Wehner und sein Orchester)
Luftballon

2. *Jawohl, meine Herren* (Heinz Rühmann, 1937)
Beinbewegungen

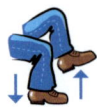

3. *Ci, Ci* (Alfred Hause und sein Orchester & Heinz Woezel)
Chiffontücher

4. *Der Onkel Jonathan* (Will Glahé und sein Orchester, 1938)
Klanghölzer

5. *C'est si bon* (Benny de Weille und sein Tanzorchester)
Klatschen

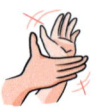

6. *Spanischer Marsch* (Barnabas von Geczy und sein Orchester)
Schellenringe

7. *Komm, Zigan* (George Boulanger und sein Tanzorchester)
Rhythmikbänder

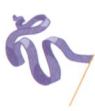

Anmerkungen & Tipps zu 4:

In dieser Einheit werden hauptsächlich Interpretationen deutscher Tanzorchester vorgestellt.

Zu 4.:
Dieser flotte Schlager lässt sich einfach mit Klanghölzern begleiten.

Zu 5.:
Obwohl hier kein Tango zu hören ist, kann man dennoch gut in die Hände klatschen. Dies sollte mit einem Partner in recht schnellem Wechsel erfolgen.

Zu 6.:
Man kann die Teilnehmer darauf hinweisen, dass der Gebrauch von Schellenringen gut zur spanischen Musik passt, da diese dort in der Volksmusik verwendet werden.

Zu 7.:
Hier ist es möglich, nach einer anregenden Musik mit Schellenringen ein weiteres anregendes Stück mit Rhythmikbändern zu begleiten: Es beginnt zunächst mit ruhigen Zigeunerklängen, von Geigen gespielt. Dabei können die Stäbe mit den Rhythmikbändern ruhig nach rechts und links bewegt werden, und die Teilnehmer können sich noch etwas erholen ... Dann steigert sich die Dynamik allmählich, erreicht aber erst kurz vor Ende des Musikstückes den sehr schnellen Höhepunkt: Dabei können die Rhythmikstäbe entweder schnell auf und ab geschlagen oder im Kreis gedreht werden.

5: Schlagermischung 5

1. *Einmal wirst du wieder bei mir sein* (Rudi Schuricke, 1941)
Luftballon

2. *Du und ich im Mondenschein* (Ilse Werner, 1941)
Beinbewegungen

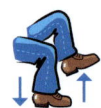

3. *Ich hab' vielleicht noch nie geliebt* (Zarah Leander, 1937)
Chiffontücher

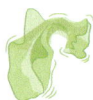

4. *Du trittst meine Liebe mit Füßen* (Evelyn Künneke, 1951)
Klanghölzer

5. *Ich hab' dich einmal geküsst* (Johannes Maximilian, 1931)
Klatschen

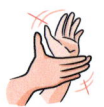

6. *Lass mich einmal deine Carmen sein* (Lilian Harvey, 1931)
Schellenringe

7. *Das Wirtshaus an der Lahn* (Comedian Harmonists, 1933)
Percussion

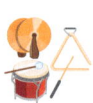

Anmerkungen & Tipps zu 5:

Zu 1.:
Rudi Schuricke ist fast allen Teilnehmern bekannt, vor allem in Verbindung mit dem Schlager über die Capri-Fischer! Deshalb kann man seinen Namen ruhig nennen.

Zu 2.:
Auch Ilse Werner wurde besonders mit ihren fröhlich gepfiffenen Schlagern bekannt.

Zu 3.:
Zarah Leander wird von vielen Teilnehmern aufgrund ihrer tiefen Stimme erkannt.

Zu 4.:
Dieser Schlager ist von der Dynamik her eher ruhig, kann aber dennoch mit Klanghölzern begleitet werden.

Zu 5.:
Dies ist ein Tango mit lustigem Text: Dadurch gibt es beim partnerschaftlichen Händeklatschen viel Heiterkeit.

Zu 7.:
Eine Begleitung mit Percussioninstrumenten ist oft noch eine Steigerung nach der Begleitung mit Schellenringen. Sollte dies eine Reizüberflutung bedeuten, kann man diesen Titel einfach weglassen oder austauschen.

6: Schlagermischung 6 (überwiegend Schlager der 30er und 40er Jahre)

1. *Du sollst mein Glücksstern sein* (Die Goldene Sieben, 1936)
Luftballon

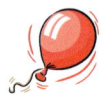

2. *Gnädige Frau, wo war'n Sie gestern?* (Willi Forst, 1939)
Beinbewegungen

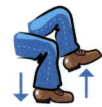

3. *Heimat, deine Sterne* (Wilhelm Strienz, 1941)
Chiffontücher

4. *Der Onkel Doktor hat gesagt* (Peter Igelhoff, 1938)
Klanghölzer

5. *Kannst du pfeifen, Johanna?* (Erwin Hartung, 1934)
Klatschen

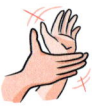

6. *Das Karussell, das dreht sich immer rundherum*
(Evelyn Künneke, 1942)
Rhythmikbänder

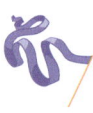

7. *La-le-lu* (René Carol & Lonny Kellner, 1950)
Plastikplane

Anmerkungen & Tipps zu 6:

Bei diesen Schlagern, die teilweise die Kriegszeit begleitet haben, können möglicherweise auch wehmütige Gefühle aufkommen.

Zu 3.:
Bei diesem Schlager hatte ein Herr immer Tränen in den Augen: Er wollte dieses Lied jedoch immer wieder hören!

Zu 6.:
Hierbei lässt sich die Bewegung des Karussells gut durch die sich drehenden Rhythmikbänder veranschaulichen.

Zu 7.:
Dieser bewusst ruhig gewählte Ausklang mit der schwingenden Plastikplane kann die durch den vorhergehenden Titel aufgeregten Gemüter wieder besänftigen.

7: Schlagermischung 7 (Schlager der 30er und 40er Jahre)

*1. **So wird's nie wieder sein*** (Orchester Michael Jary, 1941)
Luftballon

*2. **Ja, das ist meine Melodie*** (Ilse Werner, 1941)
Beinbewegungen

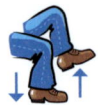

*3. **Liebe kleine Schaffnerin*** (Rudolf Carl, 1941)
Tuchkette

*4. **Warum, weshalb, wieso*** (Kardosch-Sänger, 1933)
Schellenringe

*5. **Ninon*** (Jan Kiepura, 1933)
Chiffontücher

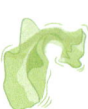

*6. **Ungarischer Tanz*** (Comedian Harmonists, 1935)
Rhythmikbänder

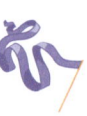

*7. **Heut' ist der schönste Tag in meinem Leben*** (Joseph Schmidt, 1935)
Schellenringe

Anmerkungen & Tipps zu 7:

Viele Schlager, die während des Zweiten Weltkrieges komponiert und gesungen wurden, hatten eine Ablenkfunktion. Erstaunlicherweise bringen sie alte Menschen, die sich verbal dazu äußern können, nur selten mit dem Krieg in Verbindung. Vielleicht liegt es daran, dass das Gedächtnis eher die positiven Erfahrungen speichert und die negativen verdrängt?

Zu 3.:
Auch bei diesem Schlager kann man, über die Tuchkette miteinander verbunden, recht flott schunkeln. Die Tuchkette sollte deshalb aus robustem Stoff sein.

Zu 4.:
Hier wird einmal von der üblichen Reihenfolge abgewichen und das Stück statt mit Klanghölzern oder Händeklatschen bereits mit Schellenringen begleitet. Das nächste Musikstück ist jedoch wieder ruhiger und bietet eine Entspannung.

Zu 6.:
Zum schnellen ungarischen Rhythmus bietet sich die Bewegung mit Rhythmikbändern an.

Zu 7.:
Wenn die Teilnehmer noch dazu in der Lage sind, kann man für das Finale noch einmal eine laute Begleitung mit Schellenringen anregen. Man kann durchaus fragen, ob sie noch etwas Lautes zum Schluss ertragen können!? Wenn nicht, kann man entweder an dieser Stelle die Einheit beenden oder noch ein ruhiges Musikstück auswählen (s. Anhang).

8: Schlagermischung 8 (Schlager der 50er Jahre)

1. *Ich brauche dich und du brauchst mich* (René Carol, 1951)
Luftballon

2. *Mein großer Bruder* (Peter Alexander & Leila Negra, 1952)
Beinbewegungen

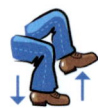

3. *Der kleine Walzer* (Vico Torriani & Gitta Lind, 1951)
Tuchkette (Chiffontücher)

4. *Eventuell, eventuell* (Catarina Valente & Peter Alexander, 1955)
Klanghölzer

5. *Diesen Tango tanz' ich nur mit dir* (Theo Lingen, 1952)
Klatschen

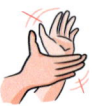

6. *Ich weiß, was dir fehlt* (Peter Alexander, 1956)
Schellenringe

7. *Es wär' alles nicht so schwer* (Friedel Hensch und die Cyprys, 1950)
Tuchkette

Anmerkungen & Tipps zu 8:

In den 50er Jahren erlebte auch die Musikindustrie wieder einen Aufschwung: Viele Menschen konnten sich endlich ein Radio und einen Plattenspieler leisten, einige sogar einen Fernseher. Viele Musikfilme wurden produziert, die diese Schlager und deren Interpreten bekannt machten.

Zu 2.:
Peter Alexander ist in dieser Zeit einer der großen Stars des deutschen Schlagers geworden. Seine Stücke strahlen immer etwas positiv Beschwingtes aus.

Zu 3.:
Vico Torriani erlangte ebenfalls sehr große Popularität und wird von den meisten Teilnehmern erkannt. Man sollte deshalb zur Erinnerungshilfe seinen Namen nennen!

Zu 4.:
Auch Catarina Valente steht für frische, fröhlich-temperamentvolle Schlager und ist vielen ein Begriff.

Zu 5.:
Theo Lingen, vor allem als Schauspieler bekannt, wird oft durch den nasalen Klang seiner Stimme erkannt und sorgt für Lacher.

Zu 7.:
Dieser Schlager zum Finale eignet sich zum Mitschwingen, Mitsingen oder Mitsummen!

9: Schlagermischung 9 (Schlager der 50er Jahre)

1. Zither-Ballade (Alfred Wirth, 1950)
Luftballon

2. Du hast so wunderschöne blaue Augen (Heinz Woezel, 1952)
Beinbewegungen

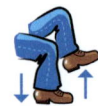

3. Valse bleu (Kirsten Heiberg, 1950)
Chiffontücher

4. Fahr' auf dem Zigeunerwagen (Peter Alexander, 1953)
Klanghölzer

5. Du schwarzer Zigeuner (Vico Torriani, 1953)
Klatschen

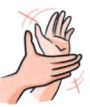

6. O Mama, o Mama, o Mamajo (Catarina Valente, 1954)
Schellenringe

7. Moulin Rouge (Rudi Schuricke, 1954)
Plastikplane

Anmerkungen & Tipps zu 9:

Zu 1.:
Dieses instrumentale Musikstück ist durch den Film *Der dritte Mann* bekannt geworden und eignet sich gut für Bewegungen mit dem Luftballon.

Zu 3.:
Dieser Schlager ist sehr melancholisch, lässt sich jedoch gut mit langsamen Bewegungen mit dem Chiffontuch begleiten. Man kann mit dem Tuch auch große Kreise vor sich beschreiben oder versuchen, es in die Luft zu werfen und wieder aufzufangen.

Zu 5.:
Von diesem Titel schwärmte eine hochbetagte Teilnehmerin und erzählte, dass ein Pianist diesen Schlager oft sonntags in der Wirtschaft der Eltern gespielt hatte … Musik kann tatsächlich viele Erinnerungen hervorrufen.

Zu 6.:
Dieser temperamentvolle Schlager von Catarina Valente weckt die Lebensgeister kurz vor dem Finale!

Zu 7.:
Deshalb zu guter Letzt noch etwas zum Beruhigen.

10: Schlagermischung 10 (überwiegend Schlager der 50er Jahre)

*1. **Wenn die Glocken hell erklingen** (Lys Assia, 1945)*
Luftballon

*2. **Pigalle** (Bill Ramsey, 1961)*
Beinbewegungen

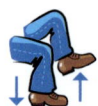

*3. **Was kann schöner sein** (Lys Assia, 1957)*
Tuchkette (Chiffontücher)

*4. **Glaube mir** (Wolfgang Sauer, 1954)*
Chiffontücher

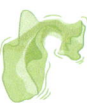

*5. **Mitsou** (Jacqueline Boyer)*
Klanghölzer

*6. **Das machen nur die Beine von Dolores** (Gerhard Wendland, 1951)*
Klatschen

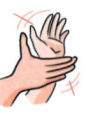

*7. **Bella Bimba** (Bibi Johns, 1952)*
Schellenringe

Anmerkungen & Tipps zu 10:

Die Schlager aus dieser Zeit haben viele alte Menschen erst im Erwachsenenalter gehört. Sie sind deshalb wahrscheinlich nicht so fest im Langzeitgedächtnis verankert wie die Schlager, die in der Jugendzeit gehört wurden. Da während der Wirtschaftswunderzeit jedoch allgemein eher eine positive Aufbruchstimmung herrschte, ist diese Musik auch häufig mit positiven Gefühlen verknüpft worden und vielleicht deshalb auch dementiell erkrankten Menschen noch meist gegenwärtig. Dies kann sich bei den Teilnehmern häufig durch spontanes Mitsingen oder Mitsummen zeigen.

Zu 3.:
Es ist praktisch, zu diesem Schlager mit einer Tuchkette aus gehaltenen Chiffontüchern zu schwingen: Beim nächsten Titel (Nr. 4) kann dann jeder Teilnehmer sein Tuch nehmen, ohne es auseinanderknoten zu müssen!

Zu 5.:
Wer möchte, kann versuchen, den Rhythmus mit drei kurz hintereinander angeschlagenen Schlägen zu betonen: Man kann dies den Teilnehmern einmal vorspielen und dazu »Eins und zwei« ansagen. Vielen gelingt es schnell, diese drei Klänge entsprechend mitzuklopfen!

Zu 6.:
Bei diesem Tango von Gerhard Wendland summen oder singen viele Teilnehmer mit.

2. Schlagermischungen zu bestimmten Themen

11: Schlagermischung: Frühling

1. *Eine Nacht im Mai* (Marika Rökk, 1938)
Luftballon

2. *Ich hab' das Fräulein Helen seh'n* (Erwin Hartung, 1925)
Beinbewegungen

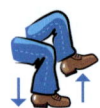

3. *Im Prater blüh'n wieder die Bäume* (Rudolf Christ)
Tuchkette (Chiffontücher)

4. *Wenn wieder Frühling ist* (1933)
Klanghölzer

5. *Veronika, der Lenz ist da* (Comedian Harmonists, 1933)
Percussion

6. *An der Donau, wenn der Wein blüht* (Willy Fritsch, 1933)
Chiffontücher

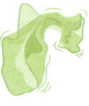

7. *Tulpen aus Amsterdam* (Andrea & Günther, 1956)
Blumen

Anmerkungen & Tipps zu 11:

Zu 2.:
Dieser Evergreen geht immer wieder in die Beine. Man kann dazu marschieren oder die Beine abwechselnd nach vorne stellen und zurücksetzen, z. B. abwechselnd Ferse und Spitze aufsetzen.

Zu 3.:
Zu diesem sehr ruhigen Stück kann man gefühlvoll mit einer Tuchkette aus Chiffontüchern schwingen.

Zu 5.:
Diesen Schlager kennen wahrscheinlich alle alten Menschen, vielleicht auch wegen seines frechen Textes?

Zu 6.:
Bei diesem Schlager kann jeder Teilnehmer noch einmal einzeln mit einem Chiffontuch improvisieren und sich vor dem Finale etwas erholen.

Zu 7.:
Dieser Schlager ist noch nicht so alt, dennoch den meisten Teilnehmern vertraut. Mit den Tulpen in der Hand können alle abwechselnd nach rechts und links schwingen.

12: Regen & Sonne

*1. **Am Tag, als der Regen kam*** (Dalida, 1957)
Luftballon

*2. **Regentropfen*** (Metropol-Vokalisten, 1935)
Beinbewegungen

*3. **Wochenend' und Sonnenschein*** (Geschwister Haas, 1930)
Klanghölzer

*4. **Ich steh' im Regen*** (Zarah Leander, 1937)
Klatschen

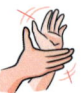

*5. **Baby, es regnet doch*** (Rita Paul & Bully Buhlan, 1950)
Beinbewegungen

*6. **Unter einem Regenschirm am Abend*** (Karl Schönböck & Hilde Krahl)
Beinbewegungen

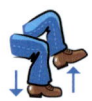

*7. **Auf Regen folgt Sonne*** (Will Höhne)
Schellenringe

*8. **Ja, der Sonnenschein*** (Die Colombinos, 1924)
Schellenringe

*9. **O Sole Mio*** (Mario Lanza)
Plastikplane

Anmerkungen & Tipps zu 12:

Diese sehr lange Einheit kann durch Weglassen von Musikstücken gekürzt werden. Es werden bewusst viele Schlager zum Thema Regen vorgeschlagen, damit man die Einheit durch das Austauschen von Stücken variieren und eventuell mehrmals im Laufe des Jahres anbieten kann!

Zu 1.:
Obwohl es aus der Wirtschaftswunderzeit stammt, ist dieses Lied auch vielen sehr alten Teilnehmern bekannt.

Zu 3.:
Auf diesen Stimmungsaufheller sollte nicht verzichtet werden!

Zu 4.:
Falls es während der Durchführung dieser Einheit tatsächlich gerade regnet, wäre folgende Bemerkung passend: »Gut, dass wir im Trockenen sitzen!«

Zu 5. und 6.:
Einen dieser beiden Schlager kann man weglassen, da beide mit Beinbewegungen begleitet werden. Zu Schlager Nr. 6 könnte man einen kleinen Regenschirm hervorholen, aufspannen, sich bei den einzeln besuchten Teilnehmern (*one-to-one-setting*) einhaken und so unter einem Regenschirm gemeinsam die Beine bewegen!

Zu 7. und 8.:
Wiederum kann einer von beiden Schlagern weggelassen oder ausgetauscht werden.

Zu 9.:
Dieses gefühlsbetonte Lied von Mario Lanza kann durch ruhiges Schwingen begleitet werden und die Teilnehmer wieder beruhigen. Andererseits kann man dieses Stück auch zum Thema *Italien* erklingen lassen und das Finale mit Schellenringen beenden.

13: Italien

1. ***In der Taverne von San Remo*** (René Carol)
Luftballon

2. ***Rote Rosen, rote Lippen, roter Wein*** (René Carol, 1952)
Beinbewegungen

3. ***Abends in Napoli*** (Gerhard Wendland)
Chiffontücher

4. ***Santa Lucia*** (Vico Torriani, 1956)
Tuchkette

5. ***In Sorrent*** (René Carol)
Klatschen

6. ***Ja, für eine Fahrt ans Mittelmeer*** (Friedel Hensch und die Cyprys, 1955)
Klanghölzer

7. ***Mandolino, Mandolino*** (René Carol)
Schellenringe

8. ***Arrivederci, Roma*** (Mario Lanza, 1954)
Plastikplane

9. ***Capri-Fischer*** (Rudi Schuricke, 1943)
Netz

Anmerkungen & Tipps zu 13:

Anfang der 50er Jahre begann die Reisewelle nach Italien. Wenn auch nicht alle Schlager, die hier vorgeschlagen werden, so populär sind, machen sie das Fernweh der damaligen Zeit gut nachvollziehbar! Auch hier sind mehr als sieben Schlager vorgeschlagen, um Möglichkeiten zur Variation anzubieten.

Zu 4.:
Zu diesem gefühlvollen Stück können alle Teilnehmer gemeinsam die Tuchkette langsam hin und her schwingen.

Zu 5.:
Dieses lange Tangostück bietet auch bei einer großen Gruppe die Möglichkeit zu intensiven Einzelbegegnungen.

Zu 6.:
Dieser Schlager ist temperamentvoll und hat einen lustigen Text.

Zu 7.:
Hierbei lassen sich die Schellenringe während des lockeren Schüttelns mit einer Hand auch ab und zu nach oben und unten bewegen.

Zu 8.:
Oft singen auch hier einige Teilnehmer inbrünstig mit.

Zu 9.:
Diesen Evergreen kennen viele auswendig und singen ihn laut mit!

1. *Kleine Möwe, flieg nach Helgoland* (Heinz Maria Lins, 1934)
Luftballon

2. *Das kann doch einen Seemann nicht erschüttern*
(Heinz Rühmann, Josef Sieber & Hans Brausewetter,1939)
Beinbewegungen

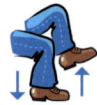

3. *Der Wind hat mir ein Lied erzählt* (Zarah Leander, 1937)
Klanghölzer

4. *Der Hein spielt abends so schön auf dem Schifferklavier*
(Ingmar Börge & Die Monacos)
Tuchkette

5. *Das ist die Liebe der Matrosen* (Die Monacos)
Beinbewegungen

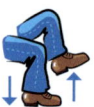

6. *Wo die Nordseewellen* (Lale Andersen)
Netz

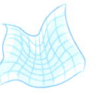

7. *La Paloma* (Hans Albers, 1944)
Percussion

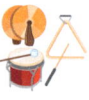

8. *Auf der Reeperbahn nachts um halb eins* (Hans Albers, 1944)
Tau

Anmerkungen & Tipps zu 14:

Alle hier aufgeführten Titel sind sehr populär.

Zu 1.:
Man könnte fragen, ob jemand schon einmal am Meer war …

Zu 2.:
Ein *Muss* von Heinz Rühmann!

Zu 4.:
Hier bietet sich eine verknotete Tuchkette an, an der richtig schwungvoll gezogen werden kann!

Zu 5.:
Diesen Schlager kann man auch weglassen, da die Beine bereits am Anfang bewegt wurden.

Zu 6.:
Die ziehenden und nachgebenden Bewegungen mit dem Netz lassen Assoziationen zum Fischfang aufkommen.

Zu 7.:
Dieser sehnsuchtsvolle Hit von Hans Albers kann mit unterschiedlichen Rhythmus-instrumenten begleitet werden und auch schon das Finale darstellen.

Zu 8.:
Entweder zusätzlich oder im Tausch gegen das vorherige Lied kann man mit diesem Evergreen und einem Tau die Bewegungseinheit beschließen. Je dicker und grober das Material, desto erwachsenengerechter!

15: Meer & Seefahrt (50er Jahre)

*1. **Fernweh*** (Lale Andersen, 1953)
Luftballon

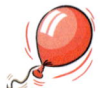

*2. **Nimm mich mit, Kapitän, auf die Reise*** (Richard Germer, 1950)
Beinbewegungen

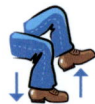

*3. **Soviel Wind und keine Segel*** (Bruce Low, 1953)
Klanghölzer

*4. **Auf dem Meeresgrunde*** (Liselotte Malkowsky, 1952)
Tau

*5. **Sie hieß Mary Ann*** (Freddy Quinn, 1956)
Klatschen

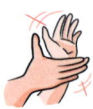

*6. **River Kwai March*** (Arno Flor und sein Orchester)
Percussion

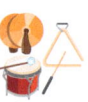

*7. **Am weißen Strand von Sorabaya*** (Hula Hawaiian Quartett, 1953)
Plastikplane

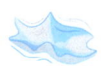

Anmerkungen & Tipps zu 15:

Da es sehr viele Schlager gibt, die von Meer und Seefahrt handeln, wird hier noch eine zweite Einheit vorgeschlagen.

Zu 1.:
Lale Andersen wurde mit Liedern über Meer, Seefahrt und Sehnsucht bekannt.

Zu 2.:
Dieser Schlager ist den meisten Teilnehmern vertraut, und gelegentlich singen einige sogar etwas mit.

Zu 4.:
Das Tau verbindet alle miteinander wie eine Tuchkette, bietet jedoch einen ganz anderen taktilen Reiz.

Zu 5.:
Freddy Quinn erlangte in den 50er und 60er Jahren große Popularität und hatte sich auf Lieder über Seefahrt und Heimweh spezialisiert.

Zu 6.:
Wer möchte, kann dieses Stück mit Percussionbegleitung zum Finale einsetzen und damit diese Einheit beenden.

Zu 7.:
Zur allgemeinen Beruhigung nach dem *River Kwai March* ein gefühlvolles Stück zum Ausklang.

1. *Mit Musik geht alles besser* (Rudi Schuricke, 1943)
Luftballon

2. *Sing mit mir* (Marika Rökk, 1942)
Beinbewegungen

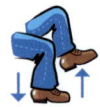

3. *Lieber Leierkastenmann* (Claire Waldoff, 1929)
Chiffontücher

4. *Sing ein Lied, wenn du mal traurig bist* (Ilse Werner, 1941)
Klatschen

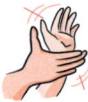

5. *Musik erklingt* (Gerhard Wendland, 1950)
Chiffontücher

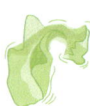

6. *Ein Musikus, ein Musikus* (Peter Alexander, 1952)
Klanghölzer

7. *Ich brauche keine Millionen* (Ilse Werner, 1939)
Schellenringe

Anmerkungen & Tipps zu 16:

Es gibt zahlreiche Schlager, die Musik selbst zum Thema machen. Dabei geht es meist um positive Gefühle und beschwingte Rhythmen. Hier eine Auswahl mit sehr bekannten Interpreten.

In dieser Einheit wurde die übliche Reihenfolge verändert, um immer wieder kleine Ruhepausen einzuschieben. So gibt es bei Titel 4 ein sehr schnelles Händeklatschen und danach eine ruhige Begleitung mit Chiffontüchern. Klanghölzer kommen erst kurz vor Schluss zum Einsatz, können aber auch schon ein Finale darstellen, wenn man die Einheit kürzen möchte.

Zu 2.:
Da Marika Rökk in vielen Musik- und Revuefilmen mitgewirkt hatte, weckt ihr Gesang heute noch bei vielen Teilnehmern Erinnerungen daran.

Zu 3.:
Bei diesem typischen Berliner Gassenhauer lassen sich mit den Chiffontüchern in der Luft Kreise beschreiben, die das Drehen einer Drehorgel symbolisieren können.

Zu 4.:
Ilse Werner steht für flotte Schlager: Beim *one-to-one-setting* ist meist eine besondere Ausgelassenheit der Teilnehmer zu spüren.

Zu 5.:
Der Schlager von Gerhard Wendland bietet noch einmal eine gefühlvolle Ruhepause vor dem lauter werdenden Abschluss.

17: Musik 2

*1. **Spiel mir eine alte Melodie*** (Rita Paul, 1953)
Luftballon

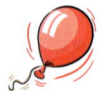

*2. **Wenn ich vergnügt bin, muss ich singen*** (Peter Igelhoff, 1936)
Beinbewegungen

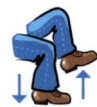

*3. **Lieder, die uns der Zigeuner spielt*** (Marika Rökk, 1936)
Rhythmikbänder

*4. **La Bella Musica*** (Peter Alexander, 1953)
Klanghölzer

*5. **Ein kleiner Akkordeonspieler*** (Liselotte Malkowsky, 1951)
Klatschen

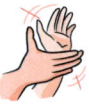

*6. **Eine Melodie geht um die Welt*** (Wolfgang Sauer, 1954)
Tuchkette (Chiffontücher)

*7. **Hofkonzert im Hinterhaus*** (Eugen Wolff, 1937)
Percussion

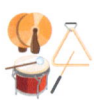

Anmerkungen & Tipps zu 17:

Zu 2.:
Peter Igelhoff ist für seine witzigen Texte und beschwingten Schlager (Swing!) bekannt.

Zu 3.:
Diese von Marika Rökk gesungene melancholische Zigeunerweise bleibt während des ganzen Stückes sehr ruhig und lässt sich mit Rhythmikbändern folgendermaßen begleiten:

Fast zeitlupenartig wird jedes Rhythmikband mit seinem Stab nach rechts und links bewegt, und zwar so, dass eine kleine Halbkreisbahn nach unten (u-förmig) beschrieben wird. Wenn die Dynamik zwischendurch etwas ansteigt, können währenddessen auch große Kreise mit den Rhythmikbändern ausgeführt werden. Man könnte auch Chiffontücher für diese ruhigen Bewegungen nehmen, jedoch bieten auch farbenfrohe Rhythmikbänder eine stimmungsvolle Begleitung zu dieser Zigeunerweise.

Zwischen den anregenden Musikstücken von Peter Igelhoff und Peter Alexander ist es sicherlich sinnvoll, auf diese Weise zur Ruhe zu kommen.

Zu 5.:
Dieser Tango eignet sich zum partnerschaftlichen In-die-Hände-Klatschen.

Zu 6.:
Hierbei können sich die Teilnehmer mit einer gemeinsam gehaltenen Tuchkette bewegen oder auch einzeln die Chiffontücher schwingen. Dementiell sehr schwer beeinträchtigte Menschen werden oft durch gemeinsames Schwingen mehr zur Bewegung animiert, regelrecht *mitgezogen (!)*. Dazu sind sie oft von sich aus nicht mehr in der Lage.

Zu 7.:
Hierbei kann es noch einmal richtig laut werden.

18: Rosen

1. ***Eine weiße Rose*** (Renée Franke & Detlev Lais, 1951)
Luftballon

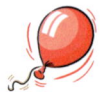

2. ***Rosen aus dem Süden*** (Richard Tauber)
Beinbewegungen (»Feger«)

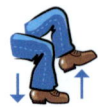

3. ***Dunkelrote Rosen*** (Karl Schmitt-Walter)
Chiffontücher

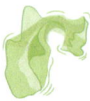

4. ***Schenk' deiner Frau doch hin und wieder rote Rosen***
(Eddie Constantine, 1955)
Blumen (frische Rosen)

5. ***Wenn in Florenz die Rosen blüh'n*** (Herbert Ernst Groh, 1939)
Chiffontücher

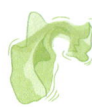

6. ***Das ganze Jahr lang blüh'n keine Rosen*** (Liselotte Malkowsky, 1954)
Klanghölzer

7. ***Du bist die Rose vom Wörthersee***
(Maria Andergast & Hans Lang, 1950)
Percussion

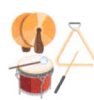

Anmerkungen & Tipps zu 18:

Zu 2.:
Zu diesem schnellen Strauss-Walzer werden die Beine natürlich nicht im 2er-Takt bewegt! Man kann aber die Beine nach vorne schwingen und, ohne sie aufzusetzen, wieder zurückschwingen. Dabei können sie jedes Mal leicht über den Boden schleifen (»fegen«). In der Praxis wurde das auch von dementiell erkrankten Teilnehmern richtig umgesetzt, wenn man es ihnen vor dem Einsatz der Musik anschaulich gezeigt hat.

Zu 3.:
Diesen Titel kennen einige Teilnehmer aus der Operette *Gasparone* von Karl Millöcker.

Zu 4.:
Wer möchte, kann hier frische Rosen als Handgeräte einsetzen. Wichtig ist es, vorher alle Dornen zu entfernen und eventuell die Stiele in dicke grüne Trinkhalme zu stecken, damit sich wirklich niemand verletzt. Man kann diese Rosen für alle sichtbar in die Mitte des Stuhlkreises stellen, allerdings besser nach der Luftballonrunde, damit man bei dieser nicht selbst die Vase umstößt. Diese Präsentation macht auch visuell das Thema *Rosen* deutlich. Auch nach dem Musikstück können die Rosen so lange in der Vase aufbewahrt werden, bis man sie den Teilnehmern nach dem Bewegungsangebot mitgibt.
   Als Bewegungsmöglichkeit kann man die Rose mit der Hand so bewegen, als schenke man sie jemandem; auch abwechselnd nach rechts und links, nach vorne und hinten und nach oben und unten sind Bewegungen möglich. Dabei kann man, dem Tango entsprechend, kleine, ruckartige Bewegungen ausführen.

Zu 6.:
Obwohl dieses Stück auch von der Seefahrt handelt, kann man es in dieser Einheit mit Klanghölzern begleiten. Wem es nicht gefällt, der mag es einfach weglassen und gleich zum Finale übergehen.

19: Frauen & Männer

*1. **Frauen sind keine Engel*** (Margot Hielscher, 1943)
Luftballon

*2. **Die Männer sind alle Verbrecher*** (Brigitte Mira)
Beinbewegungen

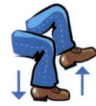

*3. **Ganz ohne Weiber geht die Chose nicht*** (Herbert Prikopa)
Klanghölzer

*4. **Frauen sind so schön, wenn sie lieben*** (Herbert Ernst Groh, 1936)
Klatschen

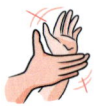

*5. **Loblied auf die Frauen von heute*** (Otto Reutter, 20er Jahre)
Tuchkette

*6. **Du hast Glück bei den Frau'n, Bel Ami*** (Lizzi Waldmüller, 1939)
Schellenringe

*7. **Wenn die Männer wüssten*** (Fita Benkhoff)
Percussion

Anmerkungen & Tipps zu 19:

Zu 2.:
Dieser alte Schlager von 1913 lässt alle spontan mitmarschieren.

Zu 4.:
Dieser Titel mag weniger bekannt sein, passt aber gut zum Thema und zum gemeinsamen In-die-Hände-Klatschen.

Zu 5.:
Zu diesem frechen Gassenhauer von Otto Reutter kann man an einer robusten Tuchkette schnell hin und her schunkeln.

Zu 6.:
Je nach Stimmung der Gruppe kann dieser Schlager mit Schellenringen oder Klanghölzern begleitet werden.

Zu 7.:
Wer sich dieses witzige Lied besorgen kann, sollte darauf nicht verzichten: Der Text ist lustig, und der Rhythmus eignet sich für ein Finale mit Percussioninstrumenten.

1. ***Wo sind deine Haare, August?*** (Brigitte Mira, 1926)
Luftballon

2. ***Warum hat die Adelheid*** (Willy Fritsch, 1939)
Beinbewegungen

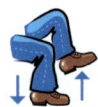

3. ***Oh, Theophil*** (Melitta Kiefer, 1941)
Chiffontücher

4. ***Ich war nie mit Lilly allein*** (Franz Baumann, 1928)
Klanghölzer

5. ***Tango Max*** (Friedel Hensch und die Cyprys)
Klatschen

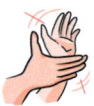

6. ***Komm auf die Schaukel, Luise*** (Hans Albers, 1932)
Tuchkette

7. ***Marina, Marina, Marina*** (Die Paldauer)
Schellenringe

Anmerkungen & Tipps zu 20:

Unzählige Schlager besingen Personen mit ihren Vornamen. Deshalb folgen hier zwei Einheiten zu diesem Thema. Viele sind auch äußerst populär.

Zu 1.:
Diesen Evergreen kennen fast alle, und viele können auch den Refrain mitsingen.

Zu 3.:
Hier können mit den Chiffontüchern kurze, beschwingte Bewegungen ausgeführt werden.

Zu 5.:
Bei diesem Tango klatschen die meisten Teilnehmer sehr fest und fröhlich auf meine Hände.

Zu 6.:
Auch diesen alten Titel können meist ein paar Teilnehmer mitsingen oder mitsummen.

Zu 7.:
Dieser Schlager stammt aus jüngerer Zeit, er lässt sich leicht mit den Schellenringen begleiten.

*1. **Mona Lisa*** (Gerhard Wendland, 1951)
Luftballon

*2. **Was kann der Sigesmund dafür*** (Robert Gilbert, 1930)
Beinbewegungen

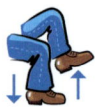

*3. **Schön ist jeder Tag, den du mir schenkst, Marie Luise***
(Charles Kullmann, 1932)
Chiffontücher

*4. **Was machst du mit dem Knie, lieber Hans?*** (1925)
Klanghölzer

*5. **Sarina*** (René Carol, 1950)
Chiffontücher

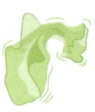

*6. **Wenn die Elisabeth*** (Siegfried Arno, 1930)
Klatschen

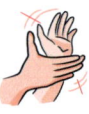

*7. **Katharina*** (Bibi Johns, 1954)
Schellenringe

Anmerkungen & Tipps zu 21:

Zu 2.:
Dieser Titel gehört wieder zu den ganz altbekannten Schlagern. Sein Rhythmus geht fast allen spontan in die Beine.

Zu 3.:
Obwohl der Schlager nicht so populär ist wie der vorherige, lädt auch er zum Schwingen mit Chiffontüchern ein.

Zu 4.:
Auch dieser Evergreen motiviert von sich aus fast jeden Teilnehmer zum Mitmachen.

Zu 6.:
Zu diesem Titel könnte man auch gut die Beine bewegen, jedoch kann man zur Abwechslung an dieser Stelle auch in die Hände klatschen.

22: Tanzen

1. ***Tanzen möcht' ich*** (Operette *Die Csárdásfürstin*)
Luftballon

2. ***Ach, ich hab' ja so viel Rhythmus*** (Marika Rökk, 1935)
Beinbewegungen

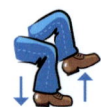

3. ***Ich tanze mit dir in den Himmel hinein***
(Lilian Harvey & Willy Fritsch, 1937)
Chiffontücher

4. ***Junge, Junge, Junge*** (Rita Paul & Bully Buhlan)
Klanghölzer

5. ***Tanze mit mir in den Morgen*** (Gerhard Wendland, 1961)
Klatschen

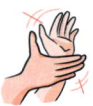

6. ***Ich möcht' auf deiner Hochzeit tanzen*** (Bully Buhlan)
Schellenringe

7. ***Wir tanzen wieder Polka*** (Bully Buhlan)
Percussion

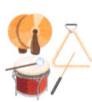

Anmerkungen & Tipps zu 22:

Zu 1.:
Der bekannte Walzer aus der Operette *Die Csárdásfürstin* bildet den Auftakt zu dieser Einheit über Tanz.

Zu 2.:
Bei diesem Schlager wechselt der Rhythmus oft, man kann die Teilnehmer darauf aufmerksam machen.

Zu 3.:
Dies ist einer der bekanntesten Walzer, der gerne mitgesungen wird!

Zu 5.:
Dieser Tango von Gerhard Wendland gehört bei meinen Teilnehmern neben *In einer kleinen Konditorei* zu den beliebtesten!

Zu 6.:
Wenn man die Einheit kürzen möchte, kann man bereits diesen Titel für das Finale einsetzen.

Zu 7.:
Hier wird noch ein Gassenhauer von Bully Buhlan vorgestellt.

23: Herz

1. ***Liebling, mein Herz lässt dich grüßen***
(Lilian Harvey & Willy Fritsch, 1930)
Luftballon

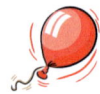

2. ***Ich hab' mein Herz in Heidelberg verloren*** (Heinz-Maria Lins, 1925)
Beinbewegungen

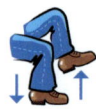

3. ***Ich möcht' gern dein Herz klopfen hör'n*** (Maria von Schmedes, 1952)
Tuchkette

4. ***Du, du, du, lass' mein kleines Herz in Ruh'*** (Lonny Kellner, 1954)
Klanghölzer

5. ***Brauchst du für's Herz 'ne Miss*** (Bully Buhlan)
Klatschen

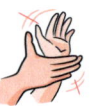

6. ***In meinem Herzen, Schatz*** (Hans Albers, 1936)
Rhythmikbänder

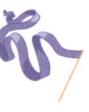

7. ***Herz-Schmerz-Polka*** (Fred Rauch)
Percussion

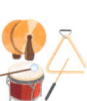

Anmerkungen & Tipps zu 23:

Es gibt sehr viele Schlager, die von Herzklopfen, Herzverschenken usw. handeln. So kann man natürlich auch *Zwei Herzen im Dreivierteltakt* für diese Einheit verwenden oder *Dein ist mein ganzes Herz;* die Auswahl bleibt jedem Anleiter selbst überlassen. Hier also noch ein paar mehr oder weniger bekannte Titel:

Zu 1.:
Dieser Titel ist durch den Film *Die Drei von der Tankstelle* populär geworden.

Zu 2.:
Hier singen die Teilnehmer oft den Refrain mit.

Zu 3.:
Dieser Titel hat volksmusikartigen, bayerischen Charakter. Es lässt sich dabei gut mit einer geknoteten Tuchkette schunkeln.

Zu 4.:
Bei diesem Titel lassen sich die Klanghölzer einsetzen.

Zu 6.:
Ein Schlager, der mit seiner rhythmischen Musik zur Benutzung der Rhythmikbänder geradezu auffordert!

Zu 7.:
Diese Polka ist ebenfalls sehr bekannt und lässt sich gut zum Abschluss mit verschiedenen Instrumenten begleiten.

24: Liebe 1

*1. **Komm' in meine Liebeslaube*** (Willi Rose, 1910)
Luftballon

*2. **Du hast mir die Liebe ins Haus gebracht***
(Lilian Harvey & Willy Fritsch, 1931)
Beinbewegungen

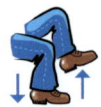

*3. **Ich bin ja heute so verliebt*** (Willi Forst, 1940)
Chiffontücher

*4. **Ich lieb' dich, I Love You, Je t'aime*** (Anny Ondra, 1933)
Klanghölzer

*5. **Eine Frau wird erst schön durch die Liebe*** (Zarah Leander, 1938)
Tuchkette (Chiffontücher)

*6. **Heut' abend lad' ich mir die Liebe ein*** (Zarah Leander, 1939)
Schellenringe

*7. **Liebeswalzer*** (Greta Keller & Walter Jurmann)
Netz

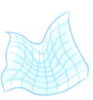

Anmerkungen & Tipps zu 24:

Liebe ist ohne Frage das Thema der meisten Schlager. Deshalb folgen hier sogar drei Einheiten dazu:

Zu 1.:
Ein Oldie von 1910: Bei fast allen bekannt und beliebt; gesungen von dem damals bekannten Berliner Sänger Willi Rose.

Zu 4.:
Einige Teilnehmer wissen vielleicht, dass Anny Ondra die Ehefrau von Max Schmeling war; jedenfalls kann man das kurz erwähnen. Das Lied ist sehr flott und regt zum Begleiten an.

Zu 5.:
Zarah Leander wird von vielen Teilnehmern aufgrund ihrer tiefen Stimme erkannt.

Zu 6.:
Je nach Erfordernissen kann man diesen Titel bereits zum Finale einsetzen. Die Begleitung mit Schellenringen bringt immer wieder einen kleinen Höhepunkt.

Zu 7.:
Als *Zugabe* eignet sich dieser Walzer, dessen schwungvoller, relativ schneller 3er-Takt sich gut durch Bewegungen mit dem elastischen Netz umsetzen lässt. Dabei sollten alle Teilnehmer das Netz gleichzeitig mit einem kleinen Ruck zu sich ziehen – der Körper schwingt etwas nach hinten – und dann wieder locker lassen – der Körper schwingt etwas nach vorne!

25: Liebe 2

1. ***Das Lied der Verliebten*** (Gerhard Wendland, 1950)
Luftballon

2. ***Junger Mann, Liebe fängt man anders an***
(Undine von Medvey, 1949)
Beinbewegungen

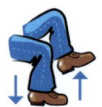

3. ***Diesmal muss es Liebe sein*** (Gerhard Wendland, 1954)
Chiffontücher

4. ***Verlieb dich noch heut'*** (René Carol & Lonny Kellner, 1952)
Klanghölzer

5. ***Liebe ist ja nur ein Märchen*** (Vico Torriani & Gitta Lind, 1951)
Tuchkette (Chiffontücher)

6. ***Jodeln kann ich nur, wenn ich verliebt bin*** (Vico Torriani, 1953)
Schellenringe

7. ***So verliebt*** (Wolfgang Sauer, 1954)
Schwungtuch

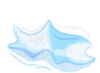

Anmerkungen & Tipps zu 25:

Zu 1. und 3.:
Gerhard Wendland war in den 50er und 60er Jahren sehr populär und ist vielen Teilnehmern auch heute noch ein Begriff. Sein Metier waren vor allem sehr gefühlvolle Schlager.

Zu 4.:
Dieser Titel lässt sich mit zartem Klopfen der Klanghölzer begleiten.

Zu 6.:
Schlager von Vico Torriani sind oft ähnlich temperamentvoll wie Stücke von Peter Alexander.

Zu 7.:
Dieses Mal ein ganz ruhiger Ausklang: Mit einem Schwungtuch aus leichtem Stoff (z. B. Chiffon) lässt sich dieser Titel gefühlvoll begleiten.

26: Liebe 3

1. *Ganz Paris träumt von der Liebe* (Catarina Valente, 1953)
Luftballon

2. *Liebe war es nie* (Lewis Ruth Band, 1932)
Beinbewegungen

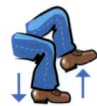

3. *Ich bin von Kopf bis Fuß auf Liebe eingestellt*
(Marlene Dietrich, 1930)
Chiffontücher

4. *Kann denn Liebe Sünde sein* (Zarah Leander, 1938)
Klanghölzer

5. *Wie ein Wunder kam die Liebe* (Willi Forst, 1935
Chiffontücher

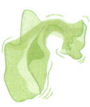

6. *Egon, ich hab' ja nur aus Liebe zu dir* (Friedel Hensch und die Cyprys)
Klatschen

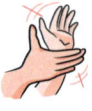

7. *Steig in das Traumboot der Liebe* (Catarina Valente, 1955)
Schwungtuch

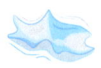

Anmerkungen & Tipps zu 26:

Die Stücke dieser dritten Einheit zum Thema Liebe sind, was ihr Alter und ihren Bekanntheitsgrad betrifft, sehr unterschiedlich. Es soll jedoch keine bestimmte Epoche dargestellt werden, sondern vielmehr die Vielfalt des Themas, von verrucht bis frech, von glücklich bis sehnsuchtsvoll …

Im Ganzen wurde bei dieser Einheit auf laute Elemente wie Schellenringe und/oder Percussioninstrumente verzichtet. Deshalb ist sie auch für Teilnehmer geeignet, die schnell von lauten Reizen überfordert werden. Ähnlich lassen sich natürlich auch andere Einheiten zusammenstellen.

Zu 1.:
Catarina Valente hatte viele Hits in den 50er und 60er Jahren, worin noch heute ihr Bekanntheitsgrad begründet ist.

Zu 3. und 4.:
Marlene Dietrich und Zarah Leander sind noch heute bei den meisten Teilnehmern unvergessen. Oft zeigt das Strahlen ihrer Augen oder das spontane Mitsummen das Erinnern an diese Schlager.

Zu 6.:
Der Schlager über Egon kann mit temperamentvollem partnerschaftlichem Händeklatschen begleitet werden.

Zu 7.:
Mit einem ruhigen Schlager und entspannenden Bewegungen zu einem Schwungtuch aus leichtem Stoff endet diese Einheit.

3. Beschwingte Melodien

27: Akkordeon: Tango & Musette

1. *Domino*
Luftballon

2. *Cielito Lindo*
Beinbewegungen (»Feger«)

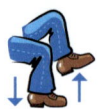

3. *Sous les ponts de Paris*
Chiffontücher

4. *Du Musette pour deux*
Tuchkette (Chiffontücher)

5. *El Choclo Tango*
Klatschen

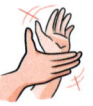

6. *Adios muchachos*
Klanghölzer

7. *La chiapaneca*
Schellenringe

Anmerkungen & Tipps zu 27:

Wer Abwechslung in den Alltag bringen möchte und schon mit einer Teilnehmergruppe vertraut ist, kann durchaus einmal ganz andere Musik erklingen lassen. Diese Akkordeonstücke sind rein instrumental und wahrscheinlich keinem Teilnehmer wirklich vertraut. Dennoch transportieren sie jeweils einen besonderen emotionalen Inhalt, der gefühlsmäßig von den meisten Menschen *verstanden* wird. Tatsächlich gab es in der Praxis keine Ablehnung dieser Musik, sondern aktives Mittun, teilweise Mitsummen!

Diese Einheit soll vor allem Anleiter ermuntern, sich in unterschiedliche Musikstücke einzufühlen und ruhig einmal etwas Neues auszuprobieren. Wichtig ist, wie bereits oben erwähnt, dass die Teilnehmer Vertrauen zum Anleiter aufbauen konnten und sich dadurch auch gerne einmal auf etwas Fremdes einlassen!

Zu 1.:
Dieser Titel war einigen Teilnehmer wahrscheinlich aus dem Radio bekannt: Sie summten ein wenig mit.

Zu 2.:
Hierbei handelt es sich um einen schnellen Walzer. Deshalb sollte die Beinbewegung als »Feger«, mit dem Fuß über den Boden schleifend, ausgeführt werden (vgl. Teil 1, 6.1.: Bewegungen ohne Handgeräte).

Zu 3.:
Bei diesem Titel wurden die Chiffontücher gefühlvoll geschwungen.

Zu 5.:
Auch dieses Musikstück müsste einigen Teilnehmern durch das Radio vertraut sein.

*1. **Spanish Waltz*** (Volkstanz, England)
Luftballon

*2. **Familiedans*** (Volkstanz, Dänemark)
Beinbewegungen

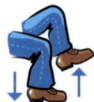

*3. **Glocken des Friedens** (Nitsaneh Shalom,* Israel)
Tuchkette

*4. **Vira das Flores*** (Volkstanz, Portugal)
Schellenringe

*5. **Winster Galop*** (Volkstanz, England)
Klanghölzer

*6. **Kärrsjö Waltz*** (Schweden)
Chiffontücher

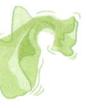

*7.**Doudlebska Polka*** (Volkstanz, Tschechien)
Percussion

Anmerkungen & Tipps zu 28:

Auch diese unbekannte Folkloremusik aus anderen Ländern konnte die Teilnehmer zum aktiven Mittun motivieren. Wie bei der Einheit mit der Akkordeonmusik wird auch hier der emotionale Inhalt dieser Musik spürbar. Natürlich ist es hierbei genauso wichtig, abwechslungsreiche Musikstücke zusammenzustellen, besonders, was Anregung und Entspannung betrifft.

Die Auswahl besteht aus europäischer Musik, die uns kulturell vertraut ist. Bewusst wurden auch Tänze wie Polka, Marsch und Walzer ausgesucht, die ohnehin grenzübergreifenden Charakter haben.

Die Vertrautheit der Teilnehmer mit dem Anleiter und dessen positive, fröhliche Einstellung zu dieser Musik begünstigen bei einer solchen Einheit ein positives Feedback.

29: Operetten

1. *Im weißen Rössl am Wolfgangsee* (Ralph Benatzky, 1930)
Luftballon

2. *Lippen schweigen* (Franz Lehár, 1905)
Chiffontücher

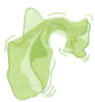

3. *Im Salzkammergut* (Ralph Benatzky, 1930)
Tuchkette

4. *Ja, das Studium der Weiber ist schwer* (Franz Lehár, 1905)
Klanghölzer

5. *Grüß Euch Gott, alle miteinander* (Carl Zeller, 1891)
Schellenringe

6. *Mausi, süß warst du heute Nacht* (Paul Abraham, 1930)
Klanghölzer

7. *Schenkt man sich Rosen in Tirol* (Carl Zeller, 1891)
Rosen

Anmerkungen & Tipps zu 29:

Operettenmelodien als Vorläufer der Schlager sind den meisten Teilnehmern sehr vertraut. Über das Radio und später auch durch Fernsehsendungen wie z. B. *Zum Blauen Bock* wurden Operettenmelodien weit verbreitet.

Zu 1.:
Dieses erste Lied stammt aus der gleichnamigen Operette *Im weißen Rössl am Wolfgangsee*.

Zu 2.:
Das Lied von Franz Lehár stammt aus *Die lustige Witwe*. Viele Teilnehmer summen dabei mit.

Zu 3.:
Auch dieser Titel stammt aus der Operette *Im weißen Rössl am Wolfgangsee*. Hier ist gemeinsames Schunkeln geeignet, am besten mit einer verknoteten Tuchkette aus kräftigem Baumwollstoff!

Zu 4.:
Hierbei kann man die Teilnehmer zum Begleiten mit Klanghölzern und gleichzeitig zum Marschieren anregen.

Zu 5.:
Dieses Stück aus dem *Vogelhändler* ist relativ lang. Man kann die Schellenringe jedoch am Anfang des Stückes mit beiden Händen wie ein Steuerrad fassen und mit dem ganzen Körper leicht nach rechts und links schwingen: Dadurch erklingt zunächst kein lautes Rasseln. Erst gegen Ende kann man das Stück mit lautem Rasseln begleiten.

Zu 6.:
Dieses Stück aus der Operette *Viktoria und ihr Husar* war auch ein erfolgreicher Schlager. Wer möchte, kann es auslassen, da bereits ein Stück mit Klanghölzern begleitet wurde.

Zu 7.:
Noch ein Stück aus dem *Vogelhändler*; hierbei lassen sich ruhige Bewegungen mit echten Rosen ausführen. Wichtig: Wie schon erwähnt, sollten vorher unbedingt die Dornen entfernt werden. Dies garantiert einen stimmungsvollen Ausklang.

30: Musicals

1. ***I Could Have Danced All Night*** (Frederick Loewe, 1956)
Luftballon

2. ***Singin' in the Rain*** (Nacio Herb Brown, 1929)
Beinbewegungen

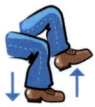

3. ***I Love Paris*** (Cole Porter, 1953)
Chiffontücher

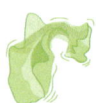

4. ***If I Were a Rich Man*** (Jerry Bock, 1964)
Klanghölzer

5. ***Hello, Dolly!*** (Jerry Herman, 1964)
Klatschen

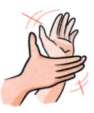

6. ***Cabaret*** (John Kander, 1966)
Schellenringe

Anmerkungen & Tipps zu 30:

Was früher Operettenmelodien waren, wurden später Melodien aus bekannten Musicals: Ohrwürmer! Besonders in den 60er Jahren wurden viele amerikanische Musicals auch ins Deutsche übersetzt und auf Deutsch aufgeführt. Leider habe ich bisher noch keines dieser damals bekannten Musicals in deutscher Fassung im Handel erhalten können. Deshalb habe ich für diese Einheit die englischen Titel gewählt, im Vertrauen auf die bekannten Melodien. Die Schwierigkeiten, die Musicals mit deutschen Texten zu erhalten, habe ich meinen Teilnehmern transparent gemacht und ihnen bei jedem Stück den deutschen Titel genannt.

Zu 1.:
Deutsch: *Ich hätt' getanzt heut' Nacht* aus dem Musical *My Fair Lady* (*Pygmalion*).

Zu 2.:
Dieser Schlager ist sogar in der Originalversion durch Fred Astaire und seine Stepp-einlagen bekannt geworden.

Zu 3.:
Diese Melodie ist auch vielen bekannt, wahrscheinlich durch Radiosendungen und Schallplatten.

Zu 4.:
Aus dem Musical *Anatevka* stammt das bekannte Lied: *Wenn ich einmal reich wär'*.

Zu 5.:
Auch in Deutschland wurde *Hello, Dolly!* aufgeführt und ist vielen bekannt.

Zu 6.:
Mit dem Titel aus dem Musical *Cabaret* kann man diese Einheit mit Schellenringen ausklingen lassen.

4. Klassische Musik

31: Tanzmusik um 1600

1. *Gaillarde, Suite Nr. 3 A-Dur* (Johann Hermann Schein)
Luftballon

2. *Regina, Nr. 12* (Erasmus Widmann)
Beinbewegungen

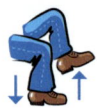

3. *Schiarazula Marazula* (Giorgio Mainerio)
Klatschen

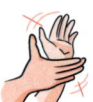

4. *Courante, Suite Nr. 3 A-Dur* (Johann Hermann Schein)
Chiffontücher

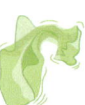

5. *La Bouré* (Anonymus)
Klanghölzer

6. *Running Footman* (Anonymus)
Schellenringe

122

7. **Greensleeves and Pudding Pyes** (Anonymus)
Tuchkette

8. **Allemande-Tripla, Suite Nr. 4 A-Dur** (Johann Hermann Schein)
Klatschen

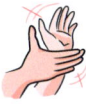

9. **Gavotte** (Anonymus)
Percussion

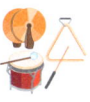

10. **Tantz** (Valentin Hausmann)
Schellenringe

Anmerkungen & Tipps zu 31:

Diese Einheit mit früher Barockmusik wird wahrscheinlich kaum Erinnerungen durch Vertrautes wecken und stellt insofern eine Ausnahme dar. Dennoch kann der emotionale Inhalt dieser Tanzmusik auch von dementiell erkrankten Menschen erfasst werden und sie zum Tanzen/Bewegen animieren. Durch die starken rhythmischen Akzente wirkt diese Musik sehr belebend und wurde von den Teilnehmern immer positiv aufgenommen. Ein Ausflug in dieses unbekannte Gebiet sollte jedoch erst unternommen werden, wenn die Gruppe miteinander, mit dem Anleiter und mit dem Ablauf der Einheit *Bewegung mit Musik* vertraut ist.

Die einzelnen Musikstücke sind sehr kurz: Deshalb werden hier zehn Titel vorgestellt, von denen jedoch einige weggelassen werden können. Bei der Kürze der Musikstücke ist zu berücksichtigen, dass der Anleiter kaum genügend Zeit für kurze Einzelbegegnungen mit allen Teilnehmern der Runde hat.

Zu 3:

Dieses Stück lässt sich gut mit jeweils dreimaligem kurzem Klatschen begleiten. Dabei kann man laut zählen: »Eins und zwei …«, und bei jedem Wort klatschen. Dies sollte kurz vor dem Hören der Musik geübt werden. Einige Teilnehmer sind sogar in der Lage, diese drei Klatscher jeweils abwechselnd auf der linken und rechten Seite auszuführen!

Zu 4.:

Dieser Tanz ist sehr ruhig, was eine kleine Erholungspause nach den rhythmischen Stücken bedeutet.

Zu 7.:

Die Melodie von *Greensleeves* haben einige vielleicht schon einmal im Radio gehört: Das kann man die Teilnehmer fragen.

Zu 8.:
Hierbei lässt es sich gut mit einem Gegenüber in die Hände klatschen (*one-to-one-setting*).

Zu 9.:
Wenn der Anleiter die Fähigkeiten der Teilnehmer in Bezug auf Konzentration und Rhythmusgefühl für ausreichend hält, kann er versuchen, einzelne Teile des Stückes mit unterschiedlichen Rhythmusinstrumenten begleiten zu lassen: z. B. zuerst die Klanghölzer, dann die Pauke usw. Hilfreich ist dabei ein zweiter Anleiter, der z. B. den Teil der Gruppe mit den Klanghölzern anleitet.

Zu 10.:
Bei diesem Stück zum Finale darf es noch einmal sehr laut werden: Wer möchte, kann zu den Percussioninstrumenten noch zusätzlich ein paar Schellenringe einsetzen, sie also gegen Klanghölzer eintauschen. Da das Stück nur 45 Sekunden dauert, ist die Gefahr der Reizüberforderung durch Lärm nicht allzu groß.

*1. **Hirtenmelodie (Rosamunde)*** (Franz Schubert, 1823)
Luftballon

*2. **Menuett, Ouvertüre Nr. 2*** (Johann Sebastian Bach)
Beinbewegungen

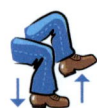

*3. **Sinfonia (Saul)*** (Georg Friedrich Händel, 1739)
Klanghölzer

*4. **Menuett aus Quintett in E-Dur, op. 11, Nr. 5, G 275***
(Luigi Boccherini, 1771)
Chiffontücher

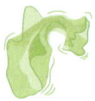

*5. **Kaiserwalzer, op. 437*** (Johann Strauss)
Tuchkette (Chiffontücher)

*6. **Badinerie, Ouvertüre/Suite Nr. 2 b-Moll 1067***
(Johann Sebastian Bach, 1738)
Klanghölzer

*7. **Humoreske, op. 101 Nr. 7 in Ges-Dur*** (Antonin Dvořák, 1894)
Chiffontücher

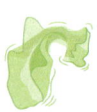

*8. **O du mein Österreich*** (Franz von Suppé)
Percussion

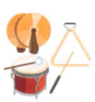

Anmerkungen & Tipps zu 32:

Einige klassische Musikstücke sind so bekannt, dass sie spontan mitgesummt werden!

Zu 1.:
Zur ruhigen Einstimmung mit dem Luftballon passt diese Melodie.

Zu 2.:
Diese feierliche Barockmusik motiviert zu grazilen Beinbewegungen.

Zu 3.:
Glockenhell weckt dieses Stück die Lebensgeister und sollte von zartem Klopfen der Klanghölzer begleitet werden.

Zu 4.:
»Ach, das ist ja das Menuett von Boccherini!«, sagte eine Teilnehmerin spontan! Dieses Stück ist vielen Teilnehmern bekannt und lädt zu zartem Schwingen mit den Chiffontüchern ein. Dabei können diese vorsichtig um den Mittelfinger geknotet werden, was meist automatisch zu grazilen Bewegungen führt. Auch für Einzelbegegnungen ist bei diesem Stück genug Zeit.

Zu 5.:
Hierfür können die um die Finger geknoteten Tücher gelöst und mit den Sitznachbarn als Tuchkette gehalten werden.

Zu 6.:
Dieses Stück ist sehr kurz, deshalb sollte man nur bei einem kleinen Teilnehmerkreis mit Einzelbegegnungen beginnen.

Zu 7.:
Bei diesem fröhlichen Stück können die Chiffontücher hüpfend bewegt werden!

Zu 8.:
Nach so viel zarter und feierlicher Musik kann es zum Finale noch einmal mit einer rhythmischen Begleitung richtig laut werden!

33: Klassikmischung 2

*1. **Menuett WOO 10, Nr. 2 für Orchester*** (Ludwig van Beethoven)
Luftballon

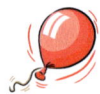

*2. **Kontretanz Nr. 3 KV 609*** (Wolfgang Amadeus Mozart)
Beinbewegungen

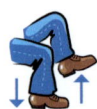

*3. **Annen-Polka*** (Johann Strauss, 1852)
Beinbewegungen

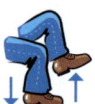

*4. **Bagatelle in a-Moll (Für Elise)*** (Ludwig van Beethoven, 1810)
Chiffontücher

*5. **Radetzky-Marsch, op. 228*** (Johann Strauss, Vater, 1848)
Klanghölzer

*6. **Walzer A-Dur op. 39 Nr. 15.*** (Johannes Brahms)
Chiffontücher

*7. **Menuett (Ode zum Cäcilientag)*** (Georg Friedrich Händel, 1739)
Tuchkette (Chiffontücher)

*8. **Die Banditen*** (Jacques Offenbach, 1869)
Schellenringe

Anmerkungen & Tipps zu 33:

Da einige Musiktitel sehr kurz sind, werden auch hier wieder acht Titel vorgeschlagen. Jeder mag selbst entscheiden, welche Titel weggelassen werden sollen.

Zu 1.:
Dieses bekannte Menuett kann als höfischer Tanz den Auftakt mit der Luftballonrunde geben.

Zu 2.:
Der schnelle *Kontretanz* von Mozart animiert zu schnellen Beinbewegungen.

Zu 3.:
Die *Annen-Polka* ist fast allen Teilnehmern vertraut. Eine Herausforderung an die Koordination ist es, neben den Beinbewegungen zusätzlich in die Hände zu klatschen. Da das Musikstück ausreichend lang ist, kann man dies im *one-to-one setting* anregen.

Zu 4.:
Diese sehr beliebte Melodie, die oft mitgesummt wird, fördert die Improvisation mit den Chiffontüchern, was man in Einzelbegegnungen unterstützen kann.

Zu 5.:
Hier wird oft nicht nur mit Klanghölzern begleitet, sondern sogar mitmarschiert.

Zu 6.:
Das Schwingen der Chiffontücher geht bei diesem Walzer wie von selbst!

Zu 7.:
Aus den einzeln gehaltenen Tüchern des vorhergehenden Stückes lässt sich schnell eine gehaltene Tuchkette herstellen: Zu dem Stück von Händel lässt es sich ruhig und feierlich hin und her schwingen.

Zu 8.:
Mit einem lauten, fröhlichen Finale klingt diese Einheit aus.

1. Menuett, KV 599 Nr. 5 in F (1791)
Luftballon

2. Kontretanz, KV 603 Nr. 1 in D (1791)
Beinbewegungen

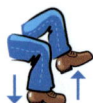

3. Menuett, KV 568 Nr. 5 in G (1788)
Chiffontücher

4. Menuett, KV 176 Nr. 5 in F (1773)
Tuchkette

5. Menuett, KV 103 Nr. 5 (1769)
Klanghölzer

6. Menuett, KV 61 H Nr. 6 in C (1769)
Schellenringe

7. Deutscher Tanz, KV 567 Nr. 12 in C (1788)
Schellenringe

8. Menuett, KV 103 Nr. 13 (1769)
Tuchkette

Anmerkungen & Tipps zu 34:

Wolfgang Amadeus Mozart hat viele Tänze komponiert, die natürlich auf Bewegungen ausgerichtet waren. Den Teilnehmern geht auch diese Musik immer wieder in die Beine!

Zu 1.:
Wenn auch die Bewegungsimpulse mit einem getippten Luftballon meist nicht einem 3/4-Takt entsprechen, ist dieses Menuett trotzdem gut für eine Luftballonrunde geeignet.

Zu 2.:
Der schnelle Kontretanz wirkt anregend.

Zu 3.:
Für die großzügigen Bewegungen können die Chiffontücher auch vorsichtig um die Mittelfinger geknotet werden.

Zu 4.:
Durch Lösen der um die Finger verknoteten Tücher und gemeinsames Halten der Tücher mit den Sitznachbarn kann schnell eine Tuchkette hergestellt werden. Die schwingenden Bewegungen können sowohl nach rechts und links als auch nach vorne und hinten ausgeführt werden.

Zu 5.:
Abwechslungsreiche Musikteile laden zum Improvisieren ein. Wer mag, kann die Klanghölzer abwechselnd auf der rechten und linken Seite oder oben und unten zusammenschlagen.

Zu 6.:
Die Schellenringe können im Mittelteil, ohne Geräusche zu produzieren, mit beiden Händen nach vorn, vom Körper weg, und wieder zum Körper hin bewegt werden. Genau so leise lassen sie sich auch nach rechts und links bewegen.

Zu 7.:
Da das vorangehende Stück mit dem Rasseln der Schellenringe sehr moderat klang, kann nun während des ganzen Stückes gerasselt werden. Natürlich kann dieses Stück auch weggelassen werden.

Zu 8.:
Zum Finale gibt es ein feierliches Menuett, bei dem durch das gemeinsame Bewegen einer Tuchkette das Gemeinschaftsgefühl betont wird.

35: Ballett & Oper

1. *Séguidilla (Carmen)* (Georges Bizet, 1875)
Luftballon

2. *Habanera (Carmen)* (Georges Bizet, 1875)
Beinbewegungen

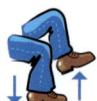

3. *La Donna è Mobile (Rigoletto)* (Giuseppe Verdi, 1851)
Tuchkette

4. *Ouvertüre (Wilhelm Tell)* (Gioachino Rossini, 1829)
Beinbewegungen

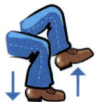

5. *Tanz der Zuckerfee (Der Nussknacker)*
(Peter I. Tschaikowsky, 1892)
Percussion

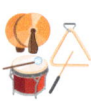

6. *Tanz der Rohrflöten (Der Nussknacker)*
(Peter I. Tschaikowsky, 1892)
Chiffontücher

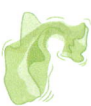

7. *Russischer Tanz (Der Nussknacker)* (Peter I. Tschaikowsky, 1892)
Schellenringe

8. *Holzschuhtanz (Zar und Zimmermann)* (Albert Lortzing, 1837)
Tuchkette

Anmerkungen & Tipps zu 35:

Auch bei dieser Einheit sind viele Melodien bekannt und laden zum Mitmachen und Mitsummen ein.

Zu 1.:
Diese zarte Melodie aus *Carmen* gibt den Auftakt mit dem Luftballon.

Zu 2.:
Die Impulse zu Beinbewegungen können durch das *one-to-on-setting* verstärkt werden.

Zu 3.:
Zu diesem bekannten Ohrwurm kann man an einer geknoteten Tuchkette schwingen.

Zu 4.:
Dieser Marsch geht automatisch in die Beine und bedarf kaum zusätzlicher Anregung durch den Anleiter.

Zu 5.:
Man kann die Begleitung variieren, indem nur mit Triangel, Fingercymbeln oder einzelnen metallischen Klangstäben (evtl. in einer Schule oder in einem Kindergarten ausborgen!) begleitet wird: Wenn möglich, sollte man nur einzelne Teilnehmer nacheinander jeweils einen Ton spielen lassen. Das klingt sehr zart und kann am besten mit einem zweiten Anleiter realisiert werden.

Zu 6.:
Zu dieser zarten Melodie passen hüpfende Bewegungen mit den Chiffontüchern.

Zu 7.:
Es sollte angekündigt werden, dass dieser Tanz sehr laut und schnell ist, damit sich niemand erschreckt! Er dauert jedoch nur gut eine Minute. Bisher hatten alle Teilnehmer großen Spaß dabei.

Zu 8.:
Zur Beruhigung der Gemüter kann diese Einheit mit dem gemeinsamen Schwingen einer Tuchkette zum Holzschuhtanz ausklingen.

36: Märsche

1. Marsch (Carl Maria von Weber, 1826)
Luftballon

2. Einzugsmarsch, op. 327 (Johann Strauss)
Beinbewegungen

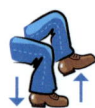

3. Dragonermarsch (Franz Bender, 1764)
Klanghölzer

4. Marsch aus der Oper »Figaros Hochzeit«
(Wolfgang Amadeus Mozart, 1786)
Chiffontücher

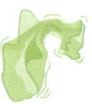

5. Geschwindmarsch (Wilhelm Wieprecht)
Schellenringe

6. Persischer Marsch op. 289 (Johann Strauss)
Rhythmikbänder

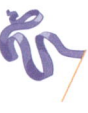

7. Suite, Finale (François-Joseph Gossec)
Schellenringe

Anmerkungen & Tipps zu 36:

Märsche sind bei vielen alten Menschen sehr beliebt. Sie regen zu Beinbewegungen an und rufen meist eine fröhlich-temperamentvolle Stimmung hervor. Beim Zusammenstellen einer Einheit ist darauf zu achten, dass diese Märsche jeweils kurz und von unterschiedlichem Charakter sind. Auch auf Erholungspausen mit etwas ruhigeren Märschen oder kurzen verbalen Anmerkungen zu den Stücken und/oder den verwendeten Musikinstrumenten sollte geachtet werden.

Einige Märsche sind bekannt, wie z. B. Nr. 4 und Nr. 6, andere gehen auch ohne Wiedererkennungswert in die Beine.

So eine stark anregende, aktivierende Musikeinheit eignet sich besonders gut für trübe Herbst- und Wintertage, regt den Kreislauf an und macht wach.

Andererseits sollte auf Anzeichen von Reizüberforderung durch zu hohe Lautstärke geachtet werden: Man kann auf eine laute rhythmische Begleitung mit Schellenringen verzichten und einfach nur mit den Beinen marschieren oder die Anzahl der Märsche verringern.

Zu 4.:
Grundsätzlich lassen sich Bewegungen mit Chiffontüchern eher schwingend zu einem 3/4-Takt ausführen. Bei diesem bekannten Marsch von Mozart lassen sich die Chiffontücher jedoch auch gut nach vorne und hinten bewegen.

Zu 6.:
Der *Persische Marsch* ist vielen Teilnehmern bekannt. Eine hübsche Abwechslung bietet hier der Einsatz von bunten Rhythmikbändern.

5. Musik für besondere Anlässe

37: Weihnachtszeit: Alpenländische Melodien

*1. **Sterntaler-Ländler*** (Martin Kerber)
Luftballon

*2. **Winterspaziergang*** (Martin Kern Ensemble)
Beinbewegungen

*3. **Hirtenboarischer*** (Augeiger)
Klanghölzer

*4. **Peters Älpele*** (Jutta Kerber)
Goldbänder

*5. **Okarinaboarischer*** (Familie Hutter)
Schellenringe

*6. **Aba Heidschi Bumbeidschi (Volkslied, instrumental)***
Goldbänder (Kette aus Goldbändern!)

*7. **Menuett in C*** (Familie Michlbauer)
Goldbänder

*8. **Hackbrettländler*** (Familie Moser)
Goldbänder (Kette aus Goldbändern!)

Anmerkungen & Tipps zu 37:

Die alpenländische Musik vermittelt meist ein Gefühl von Gemütlichkeit, Geborgenheit und Gemeinschaft. Vielleicht weckt sie auch Erinnerungen an die »gute alte Zeit« in der Kindheit …

Bei dieser Einheit werden häufig Goldbänder benutzt: Deren Glitzern soll dabei an das Besondere und Festliche in der Weihnachtszeit erinnern, an Lametta, Kugeln und Lichter. Das gemeinsame Schwingen mit einer Goldbänderkette soll gerade in der dunklen Jahreszeit das Gefühl von Gemeinschaft und Verbundenheit stärken.

Zu 1.:
Ruhig und beschaulich ist diese Musik für die Luftballonrunde.

Zu 2.:
Mit dieser fröhlichen Melodie kann man die Teilnehmer zu einem Winterspaziergang einladen.

Zu 3.:
Wer es koordinieren kann, bewegt zusätzlich seine Beine zum Rhythmus der Klanghölzer.

Zu 4.:
Bei diesem Stück gibt es genug Zeit für das *one-to-one-setting* mit jedem Teilnehmer.

Zu 5.:
Die hohen Töne der Okarina, einer Gefäßflöte aus Ton oder Porzellan, harmonieren mit dem Klang der Schellenringe. Ansonsten geht es auch hierbei eher gemächlich zu.

Zu 6.:
Meist wird dieses Instrumentalstück von einigen Teilnehmern mit Gesang begleitet.

Zu 7.:
Die Goldbänder können wie Chiffontücher geschwungen werden, bewegen sich jedoch etwas schneller.

Zu 8.:
Zum Finale gibt es einen beschwingt-fröhlichen Ländler zum Mitschwingen mit einer gehaltenen Kette aus Goldbändern.

38: Weihnachtszeit: Melodien aus aller Welt

1. ***Away in a Manger*** (James Ramsey Murray)
Luftballon

2. ***Deck the Halls*** (Welsh Air/Traditional)
Beinbewegungen

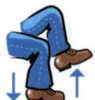

3. ***Schneewalzer*** (Freddy Breck)
Tuchkette

4. ***Up on the House Top*** (Benjamin Hanby, 1860)
Klanghölzer

5. ***We Wish You a Merry Christmas*** (English Traditional Carol)
Goldbänder

6. ***Schlittenfahrt*** (Leopold Mozart)
Schellenringe/Rhythmikbänder

 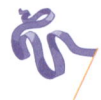

7. ***Jingle Bells*** (Traditional)
Schellenringe

8. ***White Christmas*** (Irving Berlin, 1942)
Plastikplane

Anmerkungen & Tipps zu 38:

Die meisten deutschen Weihnachtslieder sind für viele alte Menschen sehr emotional besetzt. Oft sind es die Lieder, die sie in ihrem Leben am häufigsten gesungen haben, daher wecken sie eher einen Impuls zum Mitsingen als einen Bewegungsimpuls. Aus diesem Grund verwende ich lieber weihnachtliche Lieder aus dem englischsprachigen Raum, die meist sehr fröhlich sind und auch bei uns manchmal im Radio gespielt werden.

Zu 6.:

Bei diesem Stück sollte man die Teilnehmer unbedingt **vorher** auf das laute Peitschenknallen während der Musik aufmerksam machen, damit sich möglichst niemand erschreckt! Man kann die Teilnehmer darauf einstimmen, sich eine Schlittenfahrt vorzustellen, und fragen, wer früher schon einmal mit einem Pferdeschlitten gefahren ist. Die Schellenringe hält man locker mit beiden Händen wie ein Steuerrad über dem Schoß: Dann kann man damit locker schütteln, als würde man Zügel halten und auf dem Kutschbock durchgeschüttelt werden!

Eine andere Möglichkeit ist der Einsatz von Rhythmikbändern für das Erzeugen des Peitschenknallens: Beim schnellen, ruckartigen Bewegen des Rhythmikstäbchens von oben nach unten erklingt ein Knall! Man kann das mit Vorwarnung vorführen und mit den Teilnehmern vor dem Hören der Musik üben. Bei zwei Anleitern besteht auch die Möglichkeit, dass ein Teil der Gruppe mit den Schellenringen rasselt und der andere Teil mit den »Peitschen« knallt!

Der Anleiter mag selbst abschätzen, wie viel Spaß und Lärm die Gruppe verträgt.

Zu 7.:

Auch bei diesem Lied können die Schellenringe während des Refrains auf dem Schoß locker wie Zügel gehalten und das Rütteln einer Kutschfahrt imitiert werden. Während die Strophen gesungen werden, kann der Schellenring rhythmisch auf der rechten, dann auf der linken Seite, dann oben und schließlich unten (vor dem Bauch) angeschlagen werden. Dies wird wiederholt.

Zu 8.:

Nichts eignet sich besser zum Schwingen einer Plastikplane oder Pflanzenabdeckplane als dieser Schlager!

39: Jahresausklang

1. **Wassermusik, Coro, Suite Nr. 2, D-Dur, HV 349**
(Georg Friedrich Händel, 1717)
Luftballon

2. **Réjouissance** (Johann Sebastian Bach)
Beinbewegungen

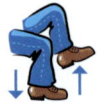

3. **Wassermusik, Bourré, Suite Nr. 2, D-Dur, HV 349**
(Georg Friedrich Händel)
Klanghölzer

4. **Champagner-Polka, op. 211** (Johann Strauss, 1858)
Klatschen

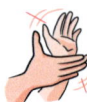

5. **Es geht alles vorüber** (Lale Andersen, 1942)
Tuchkette

6. **In lauschiger Nacht (Der Vogelhändler)** (Carl Michael Zeller, 1891)
Chiffontücher

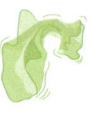

7. **An der schönen blauen Donau** (Johann Strauss, 1867)
Plastikplane

Anmerkungen & Tipps zu 39:

Mit Klassik, Schlagern und Walzern geht es zum Jahresende noch einmal festlich, fröhlich und beschwingt zu. Man kann diese Musik auch im Hintergrund bei einer kleinen Silvesterfeier spielen.

Zu 1. und 3.:
Die beiden Musikstücke aus der *Wassermusik* von Händel geben einen feierlichen Rahmen.

Zu 2.:
Auch das Barockstück von Johann Sebastian Bach ist feierlich und lädt zu Beinbewegungen ein.

Zu 4.:
Hier kann man die Teilnehmer auf das Knallen der Sektkorken hinweisen!

Zu 5.:
… es geht alles vorbei, auf jeden Dezember folgt wieder ein Mai! Meist wird der Text beim Schunkeln an der Tuchkette mitgesungen!

Zu 6.:
Bei diesem Walzer bleibt genug Zeit für ein *one-to-one-setting* mit jedem Teilnehmer.

Zu 7.:
Dies ist vielleicht der bekannteste Strauss-Walzer überhaupt. Für das Schwingen mit einer Plastikplane sollte er jedoch auf höchstens fünf Minuten Dauer begrenzt werden, da es sonst zu Verkrampfungen der Hals- und Schultermuskulatur kommen kann.

40: Karneval & Stimmungslieder

*1. **Du darfst mich lieben für drei tolle Tage*** (Dietmar Kivel, 1949)
Luftballon

*2. **Anneliese*** (Hans-Arno Simon)
Beinbewegungen

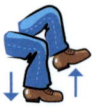

*3. **Wenn das Wasser im Rhein gold'ner Wein wär'*** (Willy Schneider)
Chiffontücher

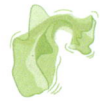

*4. **Kornblumenblau*** (Willy Schneider, 1938)
Tuchkette

*5. **Rosamunde*** (Orchester Will Glahé, 1936)
Schellenringe

*6. **Du kannst nicht treu sein*** (Die Dominos, 1953)
Tuchkette

*7. **Es war einmal ein treuer Husar*** (Die Monacos, 1922)
Percussion

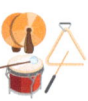

Anmerkungen & Tipps zu 40:

Hier sind sehr alte Karnevalsschlager zusammengestellt worden, die besonders alten Menschen aus dem Rheinland vertraut sind. Auch wenn der Bekanntheitsgrad in anderen Gegenden geringer ist, mag doch der Frohsinn dieser Lieder spürbar sein: Sie laden zum Schunkeln und Marschieren ein.

Zu 2.:
Dieses Lied geht in die Beine!

Zu 3.:
Dieser Schlager wird im Rheinland meist von allen mitgesungen und animiert zum Schwingen.

Zu 4.:
Auch dieser alte Evergreen von Willy Schneider ist sehr beliebt und motiviert automatisch zum Schunkeln.

Zu 5.:
Bei ausgelassener Stimmung darf es ruhig etwas lauter werden: Das Rasseln mit den Schellenringen sport an.

Zu 6.:
Diese Schunkelrunde kann man auch weglassen. Andererseits fördert gerade das Schunkeln die Gemeinsamkeit.

Zu 7.:
Der alte Schlager von 1912 bildet mit Rhythmusinstrumenten ein gelungenes Finale.

Teil 3: Anhang

1. Verzeichnis aller Musiktitel in alphabetischer Reihenfolge

Soweit möglich, werden zu jedem Titel ein Interpret, das Erscheinungsjahr und der Komponist (K) angegeben. Diese Angaben sind jedoch ohne Gewähr. Selbstverständlich wurden und werden Schlager und andere Stücke oft von verschiedenen Interpreten vorgetragen.

Zu jedem Titel wird die entsprechende Nummer angegeben, mit der jede Einheit gekennzeichnet ist. Dadurch ist der Titel im Zusammenhang mit einer bestimmten Einheit *Bewegung mit Musik* auffindbar, und die passende Bewegung wird schnell ersichtlich.

Beispiel:

Arrivederci, Roma (Mario Lanza, 1954, K: Renato Rascel) 13

Der Titel: *Arrivederci, Roma,*
ein Interpret: Mario Lanza,
das Erscheinungsjahr: 1954,
der Komponist: Renato Rascel,
und die Einheit 13 (Schlagermischung: Italien) sind abzulesen.

Aba Heidschi Bumbeidschi (Volkslied, instrumental)   37

Abends in Napoli (Gerhard Wendland, K: Carl Immich)   13

Ach, ich hab' ja so viel Rhythmus (Marika Rökk, 1935, K: Franz Doelle)   22

144

146

2. Verzeichnis aller Musiktitel nach Bewegungsvorschlägen

Zur individuellen Zusammenstellung einer Einheit *Bewegung mit Musik* sind hier noch einmal alle Musiktitel nach Bewegungsvorschlägen aufgeführt – und zwar so, wie sie in den 40 Bewegungseinheiten erprobt sind. Wie schon in Teil 1 beschrieben wird, lassen sich bisweilen auch unterschiedliche Bewegungsmuster zu einem Rhythmus ausführen. So können die Teilnehmer zu einem 2er-Takt z. B. entweder marschieren, mit den Händen klatschen oder die Chiffontücher energisch nach vorn und hinten bewegen. Das ermöglicht es, den Wechsel zwischen aktivierender und entspannender Musik einzuhalten und die Bewegungen, mit und ohne Handgeräte, zu variieren. Auf jeden Fall sollte der Anleiter die entsprechenden Bewegungen **vor** der Durchführung einer Anleitung selbst ausprobieren!

Bei einer Bewegungseinheit für eine Gruppe mit dementiell sehr stark beeinträchtigten Teilnehmern lassen sich z. B. nur fünf Titel oder weniger zusammenstellen, die jeweils weder zu schnell noch zu lang sind. Man kann mit der Musik für einen *Luftballon* beginnen, danach ein Stück für *Beinbewegungen*, anschließend einen Musiktitel für *Chiffontücher*, dann einen Schlager zum *In-die-Hände-Klatschen* und abschließend eine Musik auswählen, die alle mit einer *Tuchkette* miteinander verbindet.

Musik für Bewegungen mit dem Luftballon:

Am Tag, als der Regen kam (Dalida, 1957, K: Gilbert Bécaud)   12

Away in a Manger (K: James Ramsey Murray)   38

Charmaine (Orchester Claudius Alzner, K: Erno Rapee/Lee Pollack)   1

Das Licht geht aus (Heinz Wehner und sein Orchester,K: B. Hill)   4

Das Lied der Verliebten (Gerhard Wendland, 1950, K: Peter Igelhoff)   25

Musik für Bewegungen mit Chiffontüchern

Musik für Bewegungen mit Goldbändern:

Musik für Bewegungen mit Klanghölzern:

Musik zum In-die-Hände-Klatschen:

Musik für Bewegungen mit einer Tuchkette:

Musik für Bewegungen mit Begleitinstrumenten (Percussion):

Musik für Bewegungen mit der Plastikplane/dem Schwungtuch:

Musik für Bewegungen mit Blumen:

Musik für Bewegungen mit dem Tau:

Musik für Bewegungen mit dem Netz:

3. Verwendete Tonträger

Einige verwendete Tonträger sind nicht mehr erhältlich. Da es sich überwiegend um bekannte Musiktitel handelt, kann man diese mit Hilfe des Fachhandels oder über das Internet ausfindig machen. (Alle Angaben sind ohne Gewähr).

Schlager:

Hans Albers: La Paloma. EMI Electrola, CDP 520 7937902.

Als der Schlager laufen lernte. 20-CD-Box. TIM 2001, No. 205576334.
The International Music Company AG, Rahlau 4–6, 22045 Hamburg,
Tel. 49(0) 40 6699160, www.timcompany.com.

Aus Goldenen Schlagerzeiten – Die Hits der 50er Jahre. Delta Music 1998, Nr. 15069.
Delta Music GmbH, D-50226 Frechen, www.deltamusic.de

Deutsche Schlager, 190 Titel MP3, Magic Music, No. 231171.
Magic Music CD-LP-DVD Shop GmbH, Albert-Schweitzer-Ring 5–7,
D-22045 Hamburg, www.cd-lp-dvd.net.

Deutsche Schlager, Originalaufnahmen aus den Jahren 1910–1951.
10-CD-Set. Membran Music 2005, No. 222999.
Music Alliance MembranGmbH, Albert-Schweitzer-Ring 5–7, D-22045 Hamburg,
www.membran.net.

Gassenhauer, 200 Titel, MP3. Magic Music, Nr. 231178.
Bezugsadresse s. o., www.cd-lp-dvd.net.

Die goldenen Schlager der 30er Jahre. 2 CD. Public Domain/ZYX Music GmbH,
PD 2007-2.

Die goldenen 20er: »O Donna Clara«. Capriccio/Delta Music 1998,
LC 8748, 492276.

Bezugsadresse s. o., www.deltamusic.de.

Die goldenen 20er: »Veronika, der Lenz ist da«. Capriccio/Delta Music 1998, LC 8748, 492269.
Bezugsadresse s. o., www.deltamusic.de.

Die großen deutschen Tanzorchester. 200 Titel, MP3. Magic Music, Nr. 231172.
Bezugsadresse s. o., www.cd-lp-dvd.net.

100 Gassenhauer. 4-CD-Box, Membran Music, Nr. 220977.
Bezugsadresse s. o., www.membran.net.

100 Gassenhauer, Folge 2. 4-CD-Box, Membran Music Nr. 221705.
Bezugsadresse s. o., www.membran.net.

100 Gassenhauer Folge 3, 4-CD-Box, Membran Music, Nr. 222927.
Bezugsadresse s. o., www.membran.net.

100 Goldene Schlager 1930–1955, MARA Records/AMA Verlag, 626660.

100 unvergessene Kino-Hits. 6-CD-Set. UN/Chaos Records, 66001.

»Kein Schwein ruft mich an«. Das Beste vom Palast Orchester/Max Raabe. 3 CD. Ariola Express (Sony BMG) 2000, LC 08637, 74321769432, Ariola Express 2000. BMG Ariola Müller GmbH & Co. KG.

Schlagermedaillons. 20-CD-Set, Folge 11–20. Membran Music 2004, Nr. 222322.
Bezugsadresse s. o., www.membran.net.

Souvenirs, Souvenirs. 2-CD-Set. da Music, LC 8367, CD 77502.
da Music, 2840 Diepholz-Germany, Tel. 05441/2081.

Tanz auf dem Vulkan. Vol. 1 u. Vol. 2.
Teldec Classics International/Warner.

Unvergessliche Schlagererfolge. CD 1. Disky 1998, BX 889932.
Disky Communications Europe B.V., Verlengde Lageweg 19,
1629 PM Hoorn, Niederlande.

Unvergessliche Schlagererfolge. CD 2. Disky 1998, BX 889942.
Bezugsadresse s. o.

Unvergessliche Schlagererfolge CD 3, Disky 1998, BX 889952.
Bezugsadresse s. o.

Claire Waldoff/Otto Reutter. 222 Titel, MP3. Magic Music, Nr. 231153.
Bezugsadresse s. o., www.cd-lp-dvd.net.

Wirtschaftswunder-Hits. 3-CD-Set. FNM/Falcon Neue Medien, Nr. 35026.

Operetten:

Operetten Festival. 5-CD-Set. Brilliant Classics/Fonoteam, Nr. 2001 HHo 6217.

Die schönsten Operetten. 183 Titel, MP3, Magic Music, Nr. 231195.
Bezugsadresse s. o., www.cd-lp-dvd.net.

Stars singen die schönsten Operettenmelodien. 3-CD-Set. Exclusiv, Nr. 444050.
www.allmusic.com

Unvergessene Stimmen. Historische Aufnahmen. 10-CD-Set,
Membran Music, Nr. 231757.
Bezugsadresse s. o., www.membran.net.

Zauber der Operette. 10-CD-Set, MCP 2004, Nr. 315065.
MCP Sound & Media GmbH.

Klassik:

An der schönen blauen Donau. Musikalische Glanzlichter der k.u.k-Monarchie.
Reader's Digest 1999, 071647.
Reader's Digest/Verlag Das Beste GmbH, Stuttgart.

An der schönen blauen Donau. Die schönsten Walzer der Welt. 3-CD-Set.
Turicaphon 1997, CD 9533001.
Turicaphon AG., CH-8616 Riedikon/Zürich, www.turicaphon.com.

Berliner Schloss-Musiken. 5-CD-Set, Capriccio/Delta Music 2006, LC 08748.
Bezugsadresse s. o., www.deltamusic.de

Entspannt einschlafen, fit aufwachen. TCM Wellness. 2-CD-Set.
Universal Music, Nr. 220195, LC 00173.

100 CD-Box in Digital: The Basic Classics Collection.
Selected Sound Carrier AG, Riedstr. 1, CH-6343 Rotkreuz, Schweiz, Tel. 42/650260.

Klassik für Kinder. 4-CD-Set. Deutsche Grammophon, LC 0173, 423358-2.
Deutsche Grammophon/Zweitausendeins, Postfach, 60381 Frankfurt am Main.

Meditation – Classical Relaxation, 5-CD-Set. Delta Music, 35840.
Bezugsadresse s. o., www.deltamusic.de.

Wolfgang Amadeus Mozart. Complete Works, 170-CD-Box,
Brilliant Classics, Nr. 92540.
www.brilliantclassics.comp.

Die Strauss-Familie – Legende und Wirklichkeit.
SSC Selected Sound Carrier AG, Riedstr.1, 6343 Rotkreuz/Schweiz.

Tanzmusik um 1600. Deutsche Grammaphon, Nr. 459379-2.

Top 100 der Klassik. TCM Classics. 5-CD-Set, TCM, Nr. 219032.
TCM, 22290 Hamburg, www.impulsinternational.com.

Sonstige:

Blekinge Spelmansförbund – Songs and Dances from Sweden.
ARC Music Int. EUCD 1108.

1, 2, 3 … Musette. Valse/Tango. 2-CD-Set, Retro R2CD 40-37,
Phonocomp SpA, Italien.

Internationale dans A1–A5, 5-CD-Set. Hakketoon, CD 1989.1011, CD 1989.1012,
CD 1989.1013, CD 1989.1014, CD 1989.1002.
Stichting NEVOFON, Bilderdijkstraat 20, 9673 GE Winschoten, Niederlande.

Küchenlieder & Bänkelsongs, 4-CD-Set, Membran Music, Nr. 231987.
Bezugsadresse s. o., www.membran.net.

Musical Memories. 3-CD-Set. Sony 1995, SMM 4817462.
www.sonymusic.de.

Rancho Folclórico da Casa do Povo de Almeirim, Nr. 795049.
Discossete Estúdios de Gravacao e Edicao Musical, LDA.

Weihnachtszeit:

Alpenländische Weihnacht, Briton, Nr. 2089.
Briton-Musikverlag, Lützowstr. 11, D-81245 München, Tel. 089/888603.

Weihnachten in der Bauernstube, 2-CD-Set, Koch/Universal, Nr. 060249872913.
www.kochuniversal.com.

4. Literaturhinweise

Aldridge, David (Hrsg.): Music Therapy World. Musiktherapie in der Behandlung von Demenz. Books on Demand GmbH, Norderstedt 2003.

Bardong, Matthias & Demmler, Hermann & Pfarr, Christian: Lexikon des deutschen Schlagers. 2. erw. u. überarb. Aufl. Schott Music, Mainz 1993.

Blanckenburg, Albrecht von: Musiktherapie mit Senioren. Schulz-Kirchner-Verlag, Idstein 1990.

Bright, Ruth: Music Therapy and the Dementias. MMB Music, Inc., St. Louis, MO 1988.

Bright, Ruth: Musiktherapie in der Altenhilfe. Gustav Fischer Verlag, Stuttgart 1984. Chavin, Melanie: The Lost Chord. Reaching the Person with Dementia through the Power of Music. Elder Song Publications INC. Mt. Airy, Maryland 1991.

DeBolt, Nancy & Kastner, Mary E.: »I'm In Here!" Strategies for One-to-One Activities. Lutheran Health Systems, Torrington, Wyoming 1989.

Füller, Klaus: Musik mit Senioren. Beltz Verlag, Weinheim und Basel 1994.

Harms, Heidrun & Dreischulte, Gabi: Musik erleben und gestalten mit alten Menschen. Gustav Fischer Verlag, Stuttgart 1995.

Heuermann, Michael & Warning, Sophie: Aus der Reihe tanzen. Verlag Modernes Lernen, Dortmund 1995.

Hobsch, Manfred: Liebe, Tanz und 1000 Schlagerfilme. Ein illustriertes Lexikon mit allen Kinohits des deutschen Schlagerfilms von 1930 bis heute. Schwarzkopf & Schwarzkopf, Berlin 1998.

John, Bettina & Theis, Edith: Sitztänze zu Melodien aus aller Welt. Fidula-Verlag, Boppard/Rhein 2003.

Klausmeier, Friedrich: Die Lust, sich musikalisch auszudrücken. Rowohlt, Reinbek bei Hamburg 1978.

Latz, Inge: Musik im Leben älterer Menschen. Ferd. Dümmler Verlag, Bonn 1989.

Muthesius, Dorothea: Von Kopf bis Fuß auf Lieder eingestellt. Ein Nachschlagewerk. Deutsche Gesellschaft für Musiktherapie, Berlin 1999

Rogers, Carl R.: Therapeut und Klient. Grundlagen der Gesprächspsychotherapie. Fischer TB, Frankfurt/Main 1983.

Rösgen, Petra: Melodien für Millionen. Das Jahrhundert des Schlagers. Begleitbuch zur Ausstellung im Haus der Geschichte der BRD, Bonn, vom 9.5.-5.10.2008. Kerber Verlag, Bielefeld/Leipzig, 2008.

Sacks, Oliver: Der einarmige Pianist. Über Musik und das Gehirn. Rowohlt, Reinbek bei Hamburg 2008.

Spitzer, Manfred: Musik im Kopf. Schattauer, Stuttgart 2002.

Tüpker, Rosemarie & Wickel, Hans-Hermann: Musik bis ins hohe Alter. Lit. Verlag, Münster-Hamburg-London 2001.

Wolff, Lutz-W. (Hg): Puppchen, du bist mein Augenstern. Deutsche Schlager aus vier Jahrzehnten. 2. Aufl. dtv, München 1981, 1983.